Tips für Laufanfänger

Illustrationen:
Claudia Diem, 6100 Darmstadt

Titelfoto:
Helmut Stettin, 6000 Frankfurt 1

CARL-JÜRGEN DIEM

TIPS FÜR LAUFANFÄNGER

Meyer & Meyer Verlag

CIP-Kurztitelaufnahme der Deutschen Bibliothek

Diem, Carl-Jürgen
Tips für Laufanfänger/Carl-Jürgen Diem
Aachen: Meyer & Meyer Verlag, 1987
ISBN 3-89124-012-0

Einbandgestaltung: F. J. Mehlkopp, Schwalmtal
Satz: Garamond, graphodata GmbH, Aachen
Druck und Einband: Graphische Betriebe Bercker, Kevelaer
Printed in Germany 1987

Inhaltsverzeichnis

Vorwort

Für meinen Vater war der tägliche Waldlauf eine Selbstverständlichkeit. Als Junge habe ich ihn ab und zu dabei begleitet. Diese gelegentlichen Läufe habe ich zwar auch später beibehalten, doch Hokkey, Handball und Volleyball machten mir lange Zeit mehr Spaß. Als dann Mitte der 60er Jahre die Volksläufe aufkamen, wurde mir in sehr drastischer Form demonstriert, was Ausdauerkondition bedeutet. Da zogen mir, dem etwas übergewichtig gewordenen 30-jährigen, die für damalige Begriffe Opas, d.h. 50- und 60-jährige, leicht und locker davon. Das war der Anstoß für ein regelmäßiges Lauftraining.

1974 wurde der DARMSTÄDTER LAUFTREFF von Heinrich Peters und Walter Schwebel gegründet. Von dieser Idee war ich begeistert, denn dort fand ich endlich gleich starke Trainingspartner. Bis dahin mußte ich fast immer alleine trainieren, denn die meisten meiner Kollegen und Freunde haben nach dem ersten Versuch wieder gepaßt. Auch meine Frau hat es einmal gewagt, mit mir zu laufen. Nach knapp zwei Kilometern war sie völlig außer Puste und total übersäuert. Für mich damals noch völlig unverständlich.

Die Lauftreff-Idee mit ihrem Trainingsangebot an die ganze Familie zur gleichen Zeit und am gleichen Ort, dennoch für jeden entsprechend seines Leistungsvermögens, war für uns ein lockendes Angebot. Bis dahin war jeden Abend immer einer aus der Familie zum Sport außer Haus.

Meine Frau wagte also einen neuen Versuch. Schließlich gab es beim Lauftreff eine Anfängergruppe. Doch auch dieser Versuch scheiterte hoffnungslos, denn der damalige Gruppenleiter glaubte, er müsse den Anfängern als erstes den steilsten Weg zeigen, den wir haben.

Dieser Mißerfolg meiner Frau wurde zum Grundstein für dieses Buch. Ich entschloß mich, nachdem ich bereits Gruppenleiter- und Wettkampferfahrung bis hin zum Marathon besaß, die Anfängerbetreuung selbst zu übernehmen. Ich stellte sie unter das Motto: "Als Gruppenleiter habe ich dem Anfänger zu beweisen, daß er es schafft und daß sein Mut, zu mir zu kommen, richtig war".

Am Anfang war es nicht ganz einfach, aber ich hatte auch Hilfen. In Werner Wittersheim z.B., der durch seine Lehrtätigkeit im Versehrtensport über viel Erfahrung auf dem Herz-Kreislaufsektor verfügte, hatte ich einen sehr guten Diskussionspartner bei der Umsetzung der Theorie in die Praxis. Dank gilt auch meinem Freund Dr. Johannes Arndt, der sich ebenfalls in der Anfängerbetreuung engagierte und neben anderen Gruppenleitern unseres Lauftreffs entscheidend mithalf, unser Konzept zu verwirklichen.

Ein ganz besonderer Dank aber gilt meiner Frau, denn sie hat nicht nur einen dritten Versuch gewagt, sondern von da an gemeinsam mit mir alle Überlegungen in der Praxis erprobt. Sie hat aber auch ihr persönliches Ziel erreicht, nämlich so gut laufen zu können, daß wir auch gemeinsam laufen können, ohne daß es für sie zu schnell und für mich zu langsam ist.

Seit über 10 Jahren betreue ich jetzt die Anfänger des DARMSTÄDTER LAUFTREFFs. Diese Aufgabe, von manchen als Last angesehen, ist für mich jedesmal wieder ein neues Erfolgserlebnis. Die strahlenden Augen und das Dankeschön eines völlig Untrainierten - oft übergewichtig und kurzatmig, gelegentlich sogar behindert - der es geschafft hat, mit mir eine Stunde lang im Wechsel zu traben und zu gehen, wiegen die entgangene eigene Trainingseinheit mehr als auf.

Dieses Buch soll dem Anfänger zeigen, daß es sinnvoller und erfolgreicher ist, mit einem langsamen Traben und lohnenden (Geh-)Pausen zu beginnen, anstatt zu rennen, so wie es uns von der Schule her bekannt ist und im Fernsehen als Vorbild gezeigt wird. Gleichzeitig möchte ich auch die Gruppenleiter beim Lauftreff, insbesondere diejenigen der Anfängergruppen, ansprechen, denn die Anfängerbetreuung ist der Schlüssel zum Erfolg eines guten Lauftreffs.

Carl-Jürgen Diem

1. Einleitung

1.1 Laufen als Bewegungstherapie

Warum findet der Waldlauf (das Joggen) heute einen so großen Zuspruch? Wir fuhren jahrelang nur mit dem Auto, mit dem Aufzug und mit dem Schulbus. Wer bewegte sich noch zu Fuß? Dabei brauchen wir Menschen die Bewegung, denn unser Organismus ist in den Jahrtausenden der Entwicklung auf Bewegung ausgerichtet. Die Folge dieser Bewegungsarmut sind unsere heutigen Zivilisationskrankheiten, die Herz-Kreislaufprobleme, insbesondere der Bluthochdruck, der Diabetes, die Verdauungsstörungen und vieles mehr. Sie waren nach dem Krieg, als es keine Autos und wenig öffentliche Verkehrsmittel und auch kein Übergewicht durch zu reichliches Essen gab, weitgehend unbekannt.

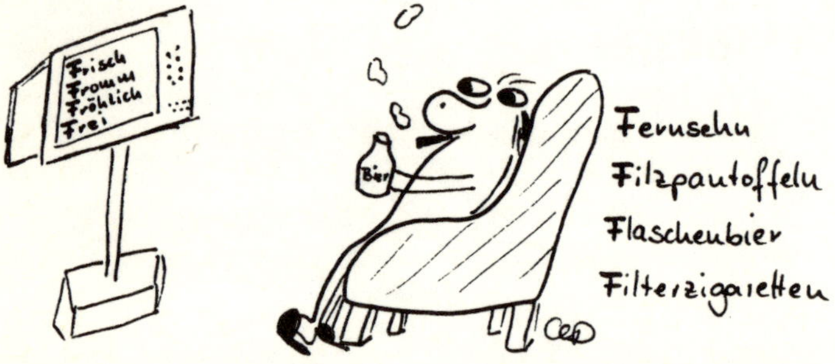

Wußten Sie eigentlich, daß der Waldlauf (das Jogging) gar keine amerikanische, sondern eine deutsche Erfindung ist? Zu ihren Vätern gehörten:

Der große Sportpädagoge Carl Diem, der bereits 1907 im Berliner Grunewald freitagsabends mit seinen Freunden einen *Lauftreff* veranstaltete, bei dem der Langsamste das Tempo bestimmte.

Der Arzt Dr. Ernst van Aaken, der mit der Bewegungstherapie *Laufen* hervorragende Heilerfolge erzielte und gleichzeitig die Behauptung widerlegte, daß Frauen und Kindern langes Laufen schade. Die hervorragende Ausdauerfähigkeit der Frau ist Dank van Aaken heute weltweit anerkannt. Um den Nachweis, daß das Kind ebenso ausdauernd sein kann, kämpfte er noch bis zuletzt.

Der Unternehmer Enzio Busche, der bei einigen seiner Mitarbeiter beobachtet hatte, wie Ausdauertraining die allgemeine Leistungsfähigkeit verbesserte. Er rief daraufhin 1974 zur Bildung von Lauftreffs auf. Seine Idee wurde vom Deutschen Sportbund aufgegriffen und stellt heute eine riesige Bewegung dar, bei der sich auch etwas *bewegt* - der Mensch selbst.

Arthur Lambert, Leichtathletiktrainer und jahrelanger Motor der "Interessengemeinschaft Älterer Langstreckenläufer", der durch sein tägliches Lauftraining so gesund war, daß er mit 90 Jahren an einem Krebs operiert werden konnte und wenige Wochen später sein tägliches Lauftraining wieder aufnahm.

Emil Zatopek, das große Vorbild als Mensch und Läufer, hat einmal den treffenden Ausspruch getan: "Der Vogel fliegt, der Fisch schwimmt und der Mensch läuft".

Laufen ist neben dem Gehen die einfachste und natürlichste Form der Bewegung. Beobachten Sie einmal kleine Kinder, sie "laufen" normalerweise und "gehen" nur selten.

Wenn ich vom **Laufen** spreche, meine ich kein Wettrennen, wie es uns üblicherweise gezeigt wird. Um **Laufen** und **Rennen** zu unterscheiden, gibt es eine ganz einfache Regel:

So lange Sie sich bei einem Lauf noch unterhalten können, 'laufen' Sie! Wenn Ihnen dazu die Puste fehlt, 'rennen' Sie.

Diese Unterscheidung zwischen Laufen (Joggen) und Rennen ist von größter Bedeutung. Der Gesundheitseffekt des Laufens auf unser Kreislaufsystem wird heute von niemandem mehr bestritten. Im Gegenteil: ganz langsames Laufen (Traben) gehört heute zu den ersten und wichtigsten Therapiemaßnahmen nach einem Herzinfarkt.

1.2 Die positiven Auswirkungen des Lauftrainings

Das Lauftraining ist die einfachste und wirkungsvollste Form des Ausdauertrainings. Will man mit einer anderen Sportart, z.B. mit Radfahren den gleichen Herz-Kreislauftrainingseffekt erzielen, so muß man doppelt so lange radfahren. Dies hängt mit der Menge und Intensität der für diese Sportart benötigten Muskulatur zusammen. Worin bestehen die wichtigsten positiven Auswirkungen, die durch das Laufen hervorgerufen werden?

- Unser Herzmuskel wird gekräftigt.

- Das Durchblutungssystem unseres Herzmuskels wird durch Vergrößerung der feinen Verästelungen der Herzarterien verbessert.

- Bei intensivem Ausdauertraining kräftigt sich die Herzmuskulatur. Das Herz wird dadurch leistungsfähiger.

- Wir lernen wieder tiefes Durchatmen bis in die Lungenspitzen, dadurch wird unser Blut besser mit Sauerstoff versorgt.

- Die Sauerstoffbindungsfähigkeit des Blutes (Hämoglobin) erhöht sich. Dies führt zu einem höheren Sauerstoffangebot für die Muskulatur und zu dem bekannten Effekt, daß Ausdauersportler einen niedrigeren Pulsschlag haben.

- Durch den beim Traben verstärkten Blutumlauf wird der Körper insgesamt besser entschlackt.

- Der Blutdruck, sowohl der zu hohe als auch der zu niedrige, werden positiv beeinflußt. Dadurch verringern sich auch die Neigungen zu Kopfschmerzen und Schwindelgefühlen.

- Die Venenaktivität wird verbessert. Dies wirkt Krampfadern entgegen.

- Parallel zur Kräftigung der Bein- und Rückenmuskeln festigt sich bei regelmäßigem Laufen (mindestens zweimal wöchentlich) auch die Haut, wodurch insbesondere am Po und den Oberschenkeln die gefürchtete Zellulitis (Orangenhaut) verringert wird oder sogar ganz verschwinden kann.

- Durch regelmäßiges Laufen (mindestens zweimal wöchentlich) bringen Sie Ihre Verdauung so in Ordnung, daß Sie auf Abführmittel verzichten können.

- Bestimmte Giftstoffe, vor allem die Schwermetalle wie z.B. Blei, scheidet der Körper überwiegend durch Schwitzen aus - ähnlich wie in der Sauna. Nur dort belasten Sie Ihr Herz, beim Laufen trainieren Sie Ihr Herz.

- Laufen bedeutet Bewegung. Bewegung regt den Stoffwechsel an und wirkt damit vielen Beschwerden (Kopfschmerzen, Schlaf- und Verdauungsstörungen, zu hohem Cholesterinspiegel u.s.w.) entgegen, die auf der heute allgemein verbreiteten Bewegungsarmut beruhen.

- Wenn Sie sich daran gewöhnt haben, bei jedem Wetter zu laufen und ein paar Regeln beachten, die noch im einzelnen aufgezeigt werden, gehören Frühjahrs- und Herbsterkältungen der Vergangenheit an.

- Neben der medizinischen gibt es eine mindestens genauso wichtige psychologische Seite: den Entspannungseffekt. Durch die körperliche Bewegung, das Warmwerden der Muskulatur und die gute Sauerstoffversorgung aller Körperzellen, insbesondere der Gehirnzellen, tritt ein Entspannungsprozeß ein. Streß, Ärger, schlechte Laune etc. werden abgebaut. - Ich kann noch so verärgert sein, nach einer Stunde Waldlauf bin ich entspannt, friedlich und lasse meine schlechte Laune nicht mehr an meinen Kindern oder meiner Frau aus.

- Das Wichtigste ist jedoch der Spaß, die Freude an der eigenen Leistungsfähigkeit. Sehr viele Läufer beginnen erst mit etwa 40 Jahren. Manche von ihnen haben in der Jugend kaum und in den letzten 20 Jahren keinen Sport getrieben. Nun entdecken sie plötzlich, daß Sport Spaß machen kann, und viele erleben plötzlich eine bisher nie gekannte Leistungsfähigkeit.

Wenn das Laufen Spaß macht und so viele medizinische Vorteile beinhaltet, warum hören und lesen wir immer wieder von Ärzten, die warnend den Zeigefinger erheben? Wenn wir von so idiotischen Meldungen wie "12.000 Tote durch Jogging" absehen, so gibt es dennoch berechtigte Mahnungen - vor allem aus der Sicht der Orthopäden. Sie betreffen unsere Gelenke und Füße sowie den Boden, auf dem wir laufen.

Die meisten derartigen Warnungen kommen aus den USA. Dort wird hauptsächlich auf hartem Untergrund z.B. Beton und Asphalt gelaufen, während bei uns die Waldwege überwiegen. Zur Schonung seiner Gelenke und Kompensation von Fußfehlstellungen (z.B. von Senk-, Spreiz- und Knickfüßen) benötigt der Läufer einen guten Laufschuh.

Leider vernachlässigen viele unserer Läufer dieses wirklich wichtige *Kleidungsstück* - darin lauert eine echte Gefahr.

Doch vernünftig getrabt und mit geeignetem Schuh--werk ausgerüstet, ergibt sich ein ganz klares *Ja* zum Laufen. Damit dieses Ja auch für Sie zur schönsten Nebensache der Welt ohne Nebenwirkungen wird, sollen Ihnen die folgenden Tips und Hinweise helfen, u.a. auch wie Sie Ihren inneren Schweinehund überlisten können, damit er Sie nicht vom Laufen abhält.

2. Die Bedeutung der Sauerstoffversorgung für das Laufen

Die Sauerstoffversorgung des Körpers ist für den Menschen von zentraler Bedeutung. Wir können drei Wochen ohne etwas zu essen und drei Tage ohne etwas zu trinken, aber nur drei Minuten ohne Sauerstoff auskommen. Für den Läufer, wie auch bei einigen anderen Sportarten, hat die Sauerstoffversorgung noch eine weitergehende Bedeutung. Das Sauerstoffangebot bestimmt dort die Art der Energieumsetzung im Muskel und damit den Verbrauch der verfügbaren Energievorräte (Kohlenhydrate, Fettsäuren).

Ohne in alle Details gehen zu wollen, möchte ich Ihnen diese Vorgänge kurz erläutern. Sie sind von grundlegender Wichtigkeit für einen erfolgreichen Lauf. Aus Unkenntnis dieser Vorgänge verbrauchen viele Läufer ihre wertvollen Energievorräte unnütz innerhalb von 20 oder 30 Minuten, die ansonsten für einen Lauf über ein oder zwei Stunden reichen würden.

Unser Körper, und damit auch unser Herz-Kreislaufsystem, versucht immer so ökonomisch (sparsam) wie möglich zu arbeiten. Wir können das daran erkennen, daß unser Herzschlag (Puls) im Liegen am niedrigsten ist, weil dann nur wenige Muskeln mit Sauerstoff versorgt werden müssen. Setzen wir uns auf oder stellen uns hin, so steigt der Puls an. Er klettert weiter, wenn wir gehen, laufen oder rennen. Je mehr Muskeln für eine Tätigkeit benötigt werden, um so höher ist der Energie- und zur Energieumsetzung der Sauerstoffbedarf.

Der Muskel hat zur Energieumsetzung zwei Möglichkeiten:

mit Sauerstoff = aerob

ohne Sauerstoff = anaerob

2.1 Worin besteht die Aufgabe des Sauerstoffs?

Eigentlich spielt er bei der direkten Energiegewinnung in der Muskelzelle keine Rolle, denn dort werden die ringförmigen Kohlenhydratmoleküle und die langkettigen Fettsäuremoleküle mit Hilfe von Enzymen aufgespalten, die dabei freiwerdende Bindungsenergie wird zur Muskelarbeit (Zusammenziehen) genutzt. Bei dieser Aufspaltung entstehen große Mengen Wasserstoff (H_2) und Kohlendioxyd (CO_2) (Abb.: 1 und 2).

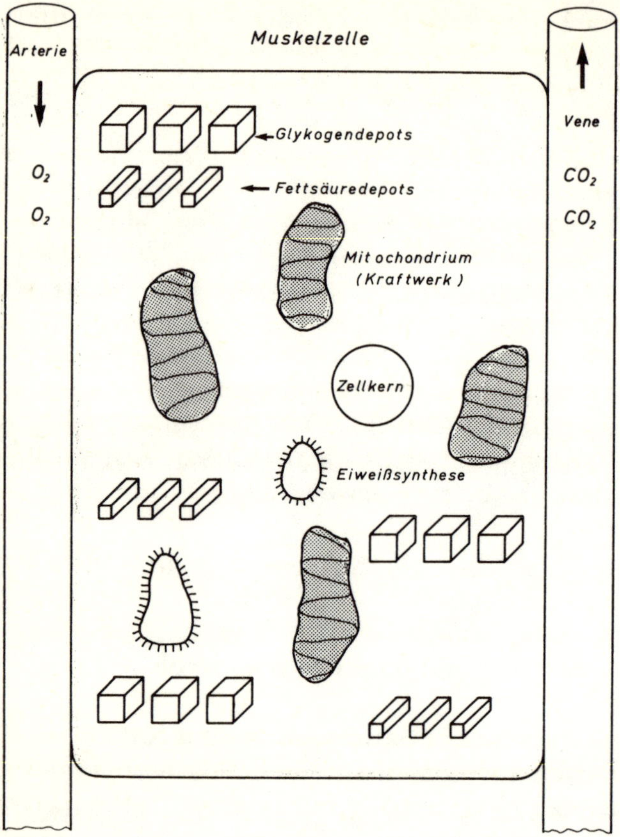

Abbildung 1:

Prinzipskizze der Muskelzelle mit den Mitochondrien (Muskelkraftwerken), in denen die Energiegewinnung auf aeroben Wege stattfindet. In der Muskelzelle sind Kohlenhydrate- (Glykogen-) und Fettsäuredepots angelegt. Die Zahl der Mitochondrien wie auch die Größe der Depots richtet sich nach dem Trainingszustand des Läufers.

Das CO_2 kann die Muskelzelle ohne Schwierigkeiten alleine verlassen und gelangt über das Blut in die Lunge. Dort wird es wieder gegen Sauerstoff ausgetauscht.

Anders verhält es sich mit dem Wasserstoff (H_2). Er befindet sich in den sogenannten Muskelkraftwerken der Muskelzelle (den Mitochondrien) und wird dort so lange an einem Wasserstoffträger aufbewahrt (zwischengelagert), bis ein Sauerstoffatom kommt, sich mit ihm zu Wasser (H_2O) verbindet und es so abholt. In der heutigen Umweltsprache würden wir von der *Entsorgung* der Muskelkraftwerke reden. – **Ist genügend Sauerstoff vorhanden um allen Wasserstoff zu binden, liegt eine *aerobe* Energieumsetzung vor** (Abbildung: 2, S. 22 unten).

Das so entstandene Wasser wird z.T. in der Muskelzelle selbst benötigt oder gelangt als Körperflüssigkeit ins Blut und von dort ins Gewebe.

Steht nicht genug Sauerstoff zur Verfügung, so stehen nach kurzer Zeit zur Zwischenlagerung des anfallenden Wasserstoffs auch keine freien Wasserstoffträger mehr zur Verfügung. Sind alle Wasserstoffträger besetzt, stellen die *Kraftwerke* (Mitochondrien) ihre Arbeit ein.

Die Muskelzelle selbst kann sich jedoch noch eine Zeitlang weiterhelfen. Bei der Spaltung der Kohlenhydrate erfolgen die ersten Schritte innerhalb der Muskelzelle, aber noch außerhalb der Kraftwerke. Hierbei fällt ebenfalls Wasserstoff an, der normalerweise über die *Sauerstoffmüllabfuhr* der Kraftwerke mit entsorgt wird. Da dies jetzt nicht möglich ist, benutzt die Zelle einen Ausweg. Sie lagert den freiwerdenden Wasserstoff einfach einem Spaltprodukt der Kohlenhydrate (der Brenztraubensäure) an, aus der dadurch die allgemein bekannte Milchsäure (Laktat) entsteht (Abbildung 2 oben rechts).

Kurzzeitig funktioniert dieser Weg – **anaerobe Energieumsetzung genannt** – hervorragend! Wir könnten sonst weder sprinten noch springen oder schnelle Belastungssteigerungen problemlos bewältigen. Langzeitig dagegen ist diese Form der Energiegewinnung nicht nur unwirtschaftlich, sondern sogar unmöglich. Mit dem zunehmenden Milchsäuregehalt wird das Enzymsystem der Muskelzelle gestört. Die Enzyme werden arbeitsunfähig und stellen den *Betrieb* ein – das bedeutet auch das Ende der Muskeltätigkeit.

Dieser anaerobe Weg der Energieumsetzung ist deshalb nur zur Abdeckung kurzzeitiger Spitzenbelastungen bzw. für die Anpassungszeit des Herz-Kreislaufsystems an eine höhere Belastungstufe gedacht. Die bei der Aufspaltung der Kohlenhydrate bis zu dieser Stufe freiwerdenden Energie beträgt nur ca. 5% gegenüber ca. 95% bei der vollständigen aeroben Umsetzung.

Kurzfristig (wenige Minuten) kann sich der Körper einen so unwirtschaftlichen Umgang mit seinen begrenzten Kohlenhydratvorräten erlauben. Längere Belastungen im Sauerstoffdefizit führen wegen des geringen Ausnutzungsgrades zu einem so schnellen Abbau der Kohlenhydratdepots, daß sie meist nach 20 bis 30 Minuten völlig leer – und die Muskelzellen gleichzeitig total übersauert sind.

Erhalten die Muskelzellen nach Ende der Belastung wieder ausreichend Sauerstoff, so nehmen die Kraftwerke – sofern noch Energien (Kohlenhydrate, Fettsäuren) zur Verfügung stehen – die Energieproduktion wieder auf. Die Milchsäure, die noch große Energiemengen enthält, wird bei einem ausreichenden Sauerstoffangebot wieder in den normalen Spaltprozeß eingeschleust und abgebaut.

Bei der anaeroben Energieumsetzung gelangt auch Milchsäure in den Blutkreislauf. Von dort aus kann sie entweder in der Leber mit Hilfe von Sauerstoff wieder in Glykose umgewandelt werden oder in der sogenannten ruhenden Muskulatur, in der genug Sauerstoff vorhanden ist, aufgenommen und verarbeitet werden.

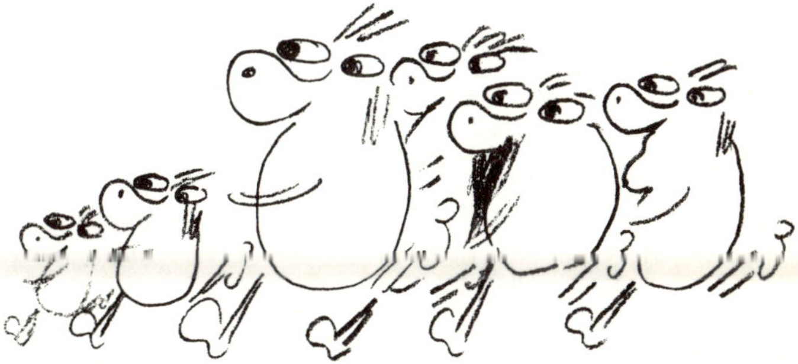

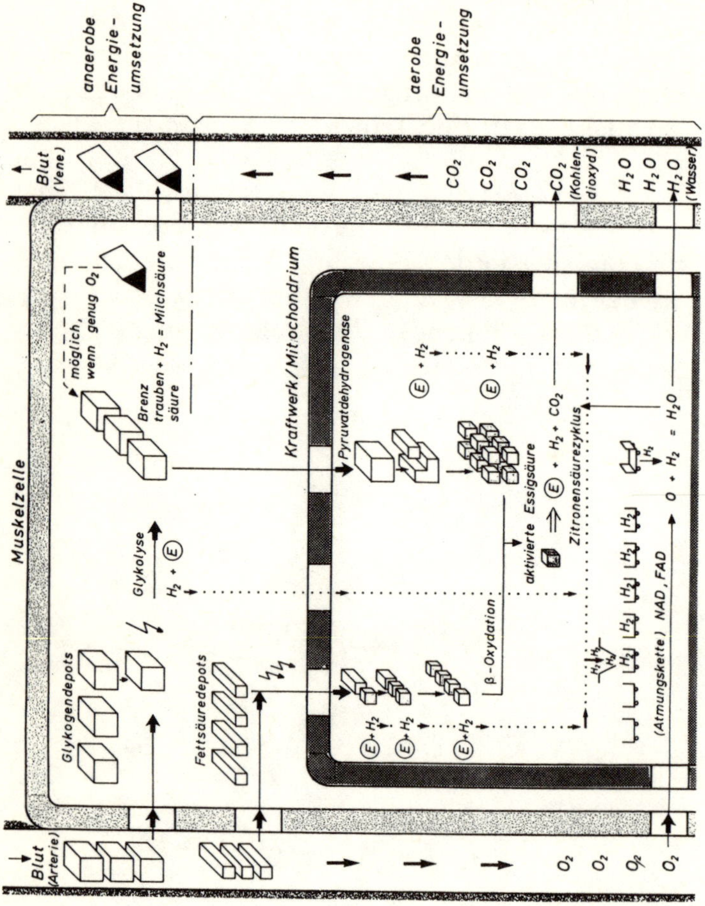

anaerobe Energieumsetzung
aerobe Energieumsetzung
Muskelzelle
Blut (Arterie)
Blut (Vene)
Glykogendepots
Fettsäuredepots
Glykolyse
H_2 + E
Brenz trauben säure
möglich, wenn genug O_2
Brenztrauben + H_2 = Milchsäure
Kraftwerk/Mitochondrium
Pyruvatdehydrogenase
E + H_2
β-Oxydation
aktivierte Essigsäure
E + H_2 + CO_2
Zitronensäurezyklus
(Atmungskette) NAD, FAD
O + H_2 = H_2O
O_2
CO_2
CO_2 (Kohlendioxyd)
H_2O
H_2O (Wasser)

Abbildung 2:

Prinzipskizze der aeroben und anaeroben Energiegewinnung in der Muskelzelle bzw. in einem Mitochondrium.

Links oben: Als Energieträger stehen Kohlenhydrate in Form von Glykogen, aus dem Blutkreislauf oder bereits in der Muskelzelle abgespeichert, zur Verfügung. Nach der Aktivierung wird das Glykogenmolekül in mehreren Stufen in die Brenztraubensäure zerlegt. Bei jeder Stufe wird Bindungsenergie (E) und Wasserstoff H_2 frei. Die freiwerdende Energie (E) steht der Muskelzelle als Energie zum Zusammenziehen der Zelle bzw. des ganzen Muskels zur Verfügung. Der Wasserstoff H_2 muß von den Wasserstoffakzeptoren aufgenommen werden.

Rechts oben: Wenn alle Wasserstoffakzeptoren besetzt sind, wird der Wasserstoff H2 an die Brenztraubensäure angelagert, wodurch Milchsäure entsteht. Die Milchsäure ändert zum einen den PH– Wert in der Muskelzelle (die Zelle wird 'sauer'), zum anderen wird sie an die Venen abgegeben. Dieser Weg der Energiegewinnung ist nur kurzzeitig möglich und wird als anaerobe Energieumsetzung bezeichnet.

Mitte rechts: Sind ausreichend Wasserstoffakzeptoren frei, so wird die Brenztraubensäure jetzt in dem Mitochondrium in vielen Stufen weiter bis zur Zitronensäure abgebaut.

Mitte links: Die Fettsäuren werden ebenfalls aus dem Blut oder aus den Muskeldepots zur Verfügung gestellt. Sie können nach ihrer Aktivierung nur im Mitochondrium gespalten werden. Auch deren letzte Stufe ist die Zitronensäure.

Unten: Im unteren Bereich sind noch zwei Prozesse dargestellt. Zum einen wird die Zitronensäure im sogenannten Zitronensäurezyklus in Energie, Wasserstoff und Kohlendioxyd zerlegt. Das Kohlendioxyd kann problemlos in die Venen abgegeben werden, in denen es in die Lunge transportiert wird. Dort wird es gegen Sauerstoff ausgetauscht und ausgeatmet.

Zum zweiten werden in der sogenannten Atmungskette die Wasserstoffakzeptoren (NAD, FAD) mit Hilfe des Sauerstoffs vom Wasserstoff H_2 befreit. Es entsteht Wasser H_2O, das sowohl in der Zelle als auch als Körperflüssigkeit benötigt wird.

Die Energiegewinnung, bei der genügend Wasserstoffakzeptoren vorhanden sind, wird aerobe Energieumsetzung genannt.

2.2 Die Sonderstellung des Herzmuskels

In diesem Zusammenhang nimmt unser Herzmuskel eine fantastische Sonderstellung ein. Er verfügt über eine sehr viel größere Zahl sogenannter *Muskelkraftwerke* (Mitochondrien) als alle anderen Muskeln. Er besitzt dadurch auch eine wesentlich größere Anzahl Wasserstoffträger. Gleichzeitig ist seine Sauerstoffversorgung über die drei großen Herzkranzarterien jederzeit sichergestellt. Dadurch kann es im Herzmuskel nicht zur Milchsäurebildung kommen - was für uns tödlich wäre. Im Gegenteil, der Herzmuskel ist in der Lage, die in anderen Muskelzellen produzierte Milchsäure für sich bis zu einem Anteil von 50% als Energiequelle zu nutzen.

2.3 Wie kommen wir ins Sauerstoffgleichgewicht?

Unser Herz-Kreislaufsystem arbeitet, wie oben schon gesagt wurde, immer auf *Sparflamme*. Jede Belastungssteigerung muß ihm *gemeldet* werden. Das kann auf verschiedene Weisen erfolgen und ist im einzelnen bis heute nicht in allen Details erforscht. Neben den psychischen und erotischen Anregungen spielen wahrscheinlich Stoffwechseländerungen im Körper die Hauptrolle. Für uns Langläufer dürfte die Änderung des Milchsäuregehaltes im Blut wahrscheinlich die ausschlaggebenste Komponente für die Aktivierung der Atem- und Herzfrequenz bzw. der Blutausstoßleistung des Herzens und der Atemtiefe sein.

Jede Erhöhung des Tempos, sei es der Übergang vom Gehen zum Laufen oder eine Tempoverschärfung beim Laufen, genauso wie eine Belastungssteigerung durch Bergauflaufen, stellt eine Erhöhung des Energiebedarfes der bereits arbeitenden Muskeln oder zusätzlich tätigwerdender Muskelgruppen dar.

Jeder einzelne Muskel hat für solche Belastungssteigerungen für 5 bis 20 Sekunden Energie-Sofortreserven. Unser Herz-Kreislaufsystem ist für den Dauerbetrieb auf eine aerobe und damit optimale *Minimalversorgung* ausgerichtet. Alle kurzfristigen Belastungsspitzen können anaerob ausgeglichen werden. D.h., nach spätestens 20 Sekunden schaltet die Muskelzelle auf anaerobe Energiebereitstellung um und bildet entsprechend große Mengen Milchsäure (Laktat). Dieser Laktatanstieg im Blut veranlaßt das Herz-Kreislaufsystem zu einer Intensivierung des Sauerstoffangebotes. Je nach Trainingszustand des Läufers führt das zu einer Erhöhung der Atemfrequenz und/oder Vertiefung der Atmung sowie zu einer Erhöhung der Herzfrequenz (Puls) und/oder einer Erhöhung des Schlagvolumens (Blutausstoß pro Herzschlag).

Zusätzlich – auch das ist vom Trainingszustand des einzelnen abhängig – erfolgen noch individuelle Umleitungen der Blutströme im Körper zu den Muskelbereichen, die den größten Sauerstoffbedarf haben.

2.4 Konsequenzen für den Anfänger

Der Anfänger hat nur geringe sofort verfügbare Energiereserven. Er sollte sie deshalb nicht anaerob *verpulvern*, sondern sparsam mit ihnen umgehen. Dazu muß er mit ganz langsamem Traben, bei dem das Herz-Kreislaufsystem angeregt wird, beginnen, aber bereits nach wenigen Metern kurze Gehpausen von max. 30 bis 45 Sekunden Dauer einlegen (Abbildung 3). In diesen ganz kurzen Gehpausen wird der Sauerstoffbedarf der Muskulatur automatisch auf das *Gehniveau* reduziert, das Sauerstoffangebot dagegen bleibt wegen des erhöhten Pulsschlages größer. Die Muskelzellen schalten damit automatisch wieder auf aerobe Energieumsetzung um. Sie sind jetzt sogar durch das relativ hohe Sauerstoffangebot in der Lage, einen Teil der gebildeten Milchsäure wieder abzubauen und in Energie umzuwandeln. Wir sprechen in diesen Fällen von der **Lohnenden Pause.**

Die Abbildung 3 zeigt einen seit mehreren Jahren mit großem Erfolg praktizierten Belastungsrhythmus. Mit ihm können auch völlig untrainierte Anfänger ohne die Gefahr der Überanstrengung ein einstündiges *Trab-Geh-Training* erfolgreich absolvieren.

Das ganze *Geheimnis* des Erfolges besteht darin, **die Belastungspausen (Gehpausen) so frühzeitig wie möglich zu machen, auf jeden Fall viel eher als man glaubt, sie zu brauchen.** Die Abbildung 4 zeigt Ihnen die Lage der *lohnenden* Pausen für einen einstündigen Lauf für unterschiedlich leistungsfähige Läufer an. In ebenem Gelände erreicht man bei ca. 7 km/Stunde einen Grenzbereich, bei dem man schon eine ganze Stunde ohne Gehpausen durchtraben kann (Abbildung 4).

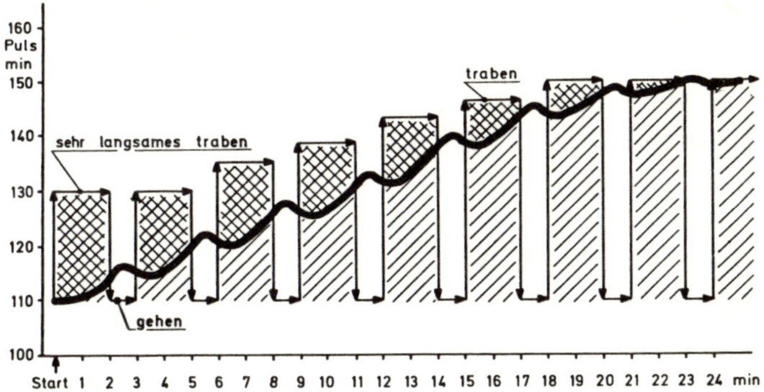

Abbildung 3:

Belastungssteigerung in der Warmlaufphase für den untrainierten Anfänger. Durch langsame Belastungssteigerung wird das Sauerstoffangebot an den Sauerstoffbedarf herangeführt. Die Gehpausen müssen dazu sehr frühzeitig gemacht werden und dürfen nur ca. 30 bis 45 Sekunden betragen (lohnende Pausen).

▬▬▬	*Pulsfrequenz*
XXXXX	*Sauerstoffbedarf*
/ / / / /	*Sauerstoffangebot*

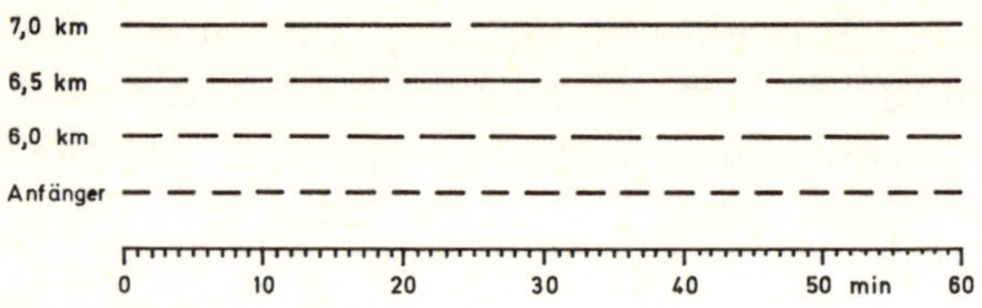

Abbildung 4:

Lauf-(Trab-) und Pausensequenzen für Anfänger und wenig trainierte Läufer für einen 60-minütigen Lauf. Die frühzeitigen Pausen werden als 'lohnende Pausen' bezeichnet und sind für den Erfolg des Laufes ausschlaggebend.

Wer bei 8 km/Stunde in ebenem Gelände noch eine Geh-(Verschnauf-) pause braucht, sollte lieber etwas langsamer traben. – Wenn man nämlich eine Gehpause braucht, weil man nicht mehr kann, dann war es zu schnell. Diese Pause ist keine *lohnende* Pause mehr, sondern eine Zwangspause, denn: Man kann ja nicht mehr, weil man bereits zu viel Energie verbraucht und gleichzeitig entsprechend viel Milchsäure gebildet hat. Dem gilt es durch langsameres Anlaufen und/oder frühzeitige Gehpausen vorzubeugen.

2.5 Konsequenzen für den trainierteren Läufer

Diese Mechanismen gelten für jede längere Laufstrecke. Seien es z.B. die 2000 m oder 3000 m für das Sportabzeichen oder das 15- bzw. 30-Minuten Laufabzeichen beim Lauftreff. Bevor man ein solches Ziel angeht, muß man sich durch langsame Belastungssteigerung *warmlaufen*. Erst dann darf man das Ziel angehen. Die vielfach geäußerte Begründung: "Dann bin ich ja schon ausgepumpt" ist völlig unbegründet, wenn man die Belastung entsprechend langsam steigert und *lohnende* Pausen – entweder in Form von Gehpausen oder als Temporeduzierung – frühzeitig (!) einbaut. Selbst ein guter Marathonläufer, von dem man eigentlich annehmen sollte, daß er auf der 42 km langen Strecke genug Zeit hat, warmzuwerden, läuft sich 30 bis 60 Minuten warm. Denn nur unter optimalen Bedingungen, das heißt z.B. auch im Sauerstoffgleichgewicht zu laufen, ist es ihm möglich, diese gewaltige Distanz in 2:08 Stunden oder noch schneller zu laufen.

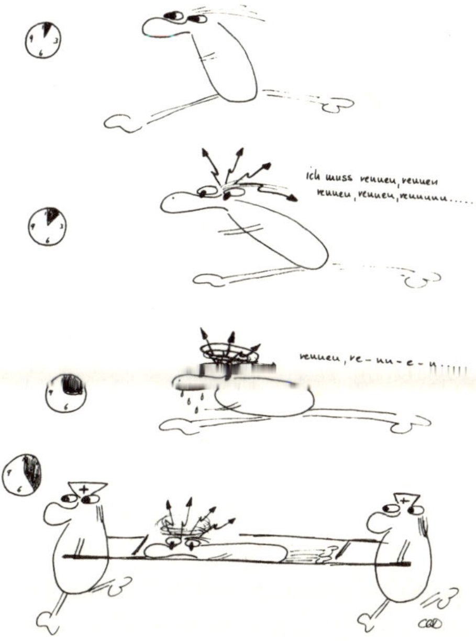

Diese Mechanismen gelten für alle, also auch für den trainierten Läufer. Je langsamer er anläuft, um so größer wird sein Trainingseffekt. Besonders unsinnig verhalten sich deshalb die Läuferhelden, die man häufig sonntags morgens mit hochrotem Kopf, schweißtriefend und total erschöpft nach einem 20-minütigen Tempolauf zurückkommen sieht. Sie haben in diesen paar Minuten die Energie, die für eine Stunde und länger gereicht hätte, verbraucht und sich gleichzeitig mit Milchsäure übersäuert. Der Trainingseffekt ist praktisch gleich Null, da es bisher keine Erkenntnisse gibt, daß man durch intensives anaerobes Training die aerobe Energiebereitstellung verbessern kann.

2.6 Das richtige Lauftempo

Für das richtige Trainingstempo gibt es einen guten Maßstab:

Laufen Sie nur so schnell, daß Sie sich noch mit Ihrem Partner unterhalten können!

D.h. mit maximal 80 % Ihrer eigenen Leistungsfähigkeit. Dies gilt zwar nicht für jeden Meter. So verstummt z.B. das Gespräch bei einer bewußten Belastungssteigerung naturgemäß. Aber das Maß, sich unterhalten zu können, soll ein eindeutiges Indiz für alle Gruppenleiter sein und vor allem für alle Ehemänner, die mit ihren Frauen laufen. Wenn das Gespräch in einer Gruppe verstummt oder der Laufpartner immer schweigsamer wird, laufen diese im Bereich der Leistungsgrenzen. Zu hohes Tempo beobachtet man am häufigsten bei Einzelläufern.

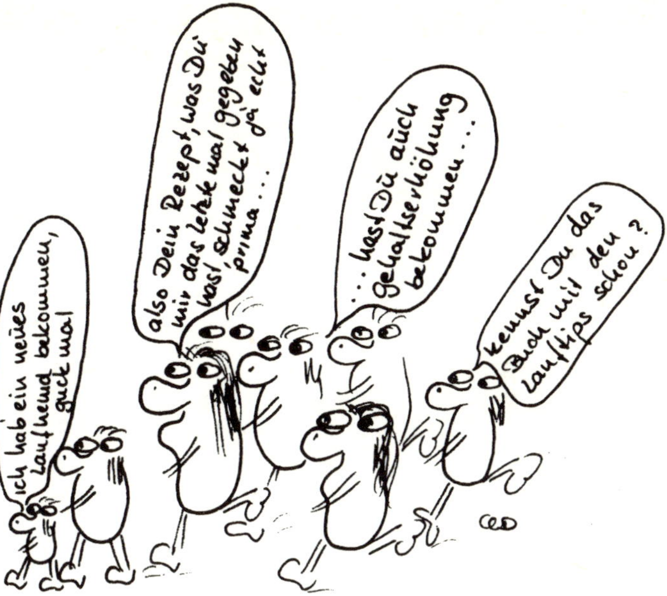
ich hab ein neues Laufhemd bekommen, guck mal
also Dein Rezept, was Du mir das letzte mal gegeben hast, schmeckt ja echt prima...
...hast Du auch Gehaltserhöhung bekommen...
kennst Du das Buch mit den Lauftips schon?

3. Aller Anfang ist schwer

Laufen gehört zu den schönsten und entspannendsten Hobbys, die es gibt. Doch auch hier gilt: aller Anfang ist schwer und bis das Laufen auch für den Anfänger mehr Entspannung als Anstrengung bedeutet, haben die Götter viel Schweiß gesetzt.

Aber gerade dieses Schwitzen ist für uns so wichtig, weil dadurch zum einen die Poren von innen heraus gereinigt werden und zum anderen – und das ist noch wichtiger – vom Körper viele Schadstoffe (z.B. Blei, Kupfer etc.) nur durch das Schwitzen ausgeschieden werden.

3.1 Die ersten drei Monate

In der Anfangszeit ist es trotz aller Begeisterung und aller guten Vorsätze besonders schwer, ganz regelmäßig zu laufen. Setzen Sie sich ein Ziel. Für das Laufen hat es sich bewährt, sich einen Mindeszeitraum von drei Monaten zu geben und keine Ausrede gelten zu lassen.

Es gibt so viele Gründe, warum es gerade heute wieder einmal nicht klappt. Greifen Sie deshalb zu folgender List: Tragen Sie die Lauftage und -zeiten in Ihren Kalender ein und geben diesem Termin einfach die Priorität ***Eins.*** **Verteidigen Sie jeden einzelnen Termin bis zum letzten!** Sie werden sehen, das ist gar nicht so schwer.

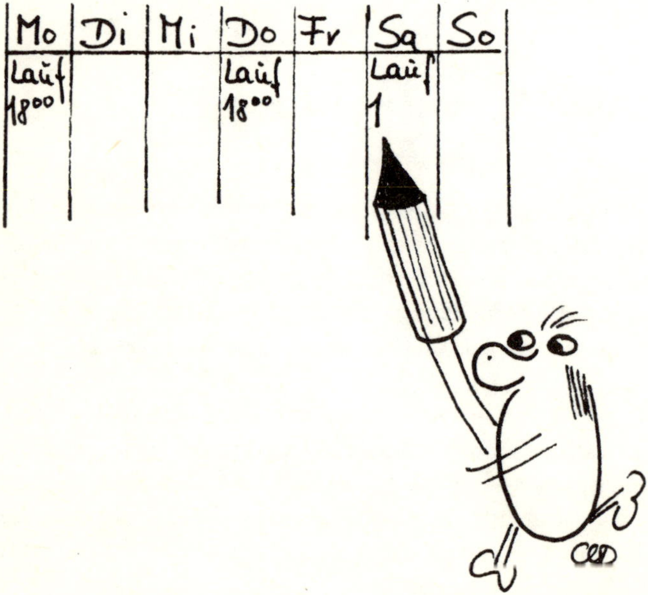

Lassen Sie sich auch nicht vom Wetter abhalten! Sie schwitzen doch sowieso schon, was macht es dann aus, wenn Sie auch noch von außen naß werden? Duschen müssen Sie so oder so. Ziehen Sie sich auch bei Regen nicht zu warm an. Die Nylon-Jacke brauchen Sie nur dort, wo es sehr windig ist – z.B. auf freien Feldwegen – nicht aber im windgeschützten Wald. Wer noch nie im Regen gelaufen ist, wird erstaunt sein, wie fröhlich eine triefnasse Läufergruppe sein kann und wie friedlich der Wald ist, was sich wiederum entspannend auf den Körper auswirkt.

3.2 Wie oft soll man in der Woche laufen?

Am Anfang reagieren unsere Muskeln wie bei jeder ungewohnten Tätigkeit mit etwas Muskelkater. Es können auch hier und da kleine Wehwehchen auftreten. Lassen Sie sich trotzdem nicht verunsichern und entmutigen. Sie haben sich ein Ziel gesetzt: drei Monate durchhalten. Die meisten von Ihnen werden danach nicht nur *ihm* oder *ihr* zuliebe laufen, sondern vom Laufen selbst fasziniert sein. Legen Sie ganz exakt fest, wann Sie laufen wollen, also am .... doch wie oft in der Woche?

Ja, wie oft?

1 mal ist gut!

Aber es dauert sehr lange, bis man spürbare Fortschritte wirklich merkt. Unsere Muskeln fangen nämlich nach drei bis vier Tagen an, den Trainingsreiz, den wir ihnen durch das Laufen gegeben haben, wieder zu vergessen. Deswegen:

2 mal in der Woche ist besser!!

3 mal wäre optimal!!!

Öfter sollten Sie als Anfänger jedoch nicht laufen. Ihre Muskulatur benötigt nach jeder Belastung eine Erholungs- bzw. Ruhephase, deren Länge sich danach richtet, wieviel Sport und auch welchen Sport Sie in Ihrer Jugend getrieben haben. Ebenso spielen die Dauer Ihrer sportlichen Abstinenz, Ihr derzeitiges Gewicht und Ihr Gesundheitszustand eine Rolle.

3.3 Wer ist der ideale Laufpartner?

Vorsicht vor dem Ehepartner, wenn er ein guter Läufer ist! Vor allem Vorsicht vor den Ehemännern. Sie überfordern meistens die *lauf-willige* Ehefrau hoffnungslos. In den seltensten Fällen haben sie Verständnis dafür, daß man nach jahrelanger Pause am Anfang nur ganz langsam traben kann und viele, insbesondere frühzeitige Verschnaufpausen (Gehpausen) benötigt. So manchem Partner ist durch eine Überforderung am Anfang das Laufen völlig verleidet worden.

Am leichtesten läuft es sich in einer Gruppe gleich starker – oder am Anfang – gleich schwacher Läufer. Im Idealfall wird diese Gruppe, wie bei vielen Lauftreffs, von einem erfahrenen Leiter so geführt, daß die kleinen und großen Wehwehchen der Anfangsphase verstanden und überwunden werden. So betreut wird der Anfänger von der Idee des Laufens begeistert sein!

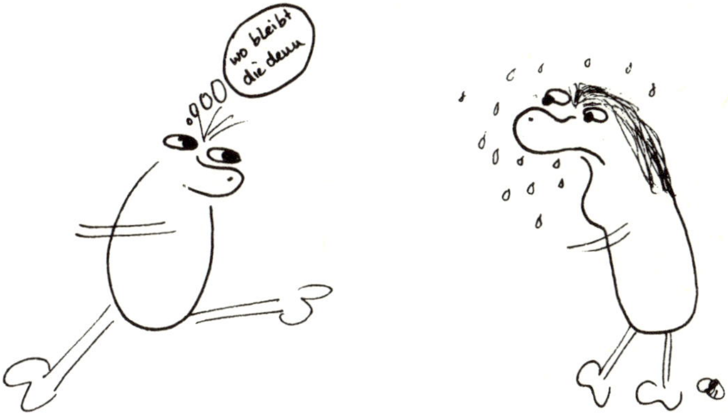

Sind beide Ehepartner gleich oder fast gleich stark, dann kann ein gemeinsames regelmäßiges Lauftraining sich sehr positiv auf die Ehe auswirken. Zu dem Entspannungseffekt und dem gemeinsamen Hobby kommt die Zeit, die man beim Laufen hat. Wenn der Streß abgebaut ist, kann man Familienprobleme leichter lösen.

3.4 Laufen mit Kindern

Dr. van Aaken hat gezeigt, daß Kinder und Jugendliche lange Strecken problemlos laufen können. Gesundheitliche Schäden sind bis heute unbekannt. Man kann im Alter von fünf bis sechs Jahren beginnen. Kinder laufen lieber mit ihren Eltern als in speziellen Kindergruppen. Sie brauchen aber viel Ansprache bzw. einen Gesprächspartner beim Laufen. Das gemeinsame Lauftraining von Eltern und Kinder kann für die Beziehungen zwischen Ihnen sehr vorteilhaft sein. Es setzt aber ein partnerschaftliches Verhältnis voraus, bei dem der Spaß am Laufen über den Trainings- und Leistungsdruck dominieren muß.

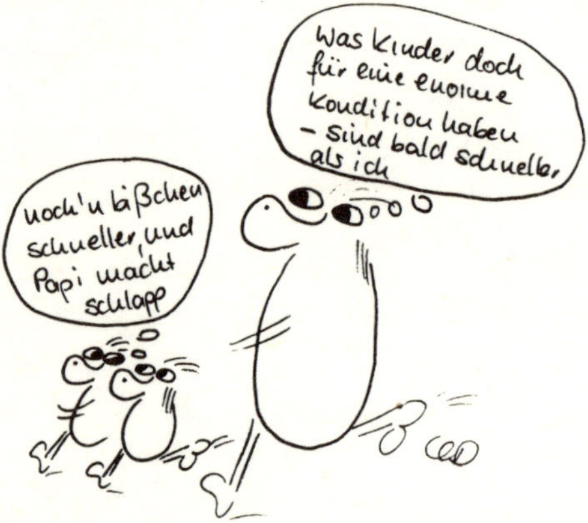
Was Kinder doch für eine enorme Kondition haben - sind bald schneller als ich
noch'n bißchen schneller, und Papi macht schlapp

Fehlt die Ansprache, dann wird das Laufen für sie langweilig. Die Kinder und Jugendlichen werden wegbleiben.

Normalgewichtige Kinder und Jugendliche haben den großen Vorteil des geringen Gewichtes verbunden mit einem normalerweise gegenüber dem Erwachsenen besseren Kraft/Leistungsverhältnis. Für das Lauftempo können zwar keine einheitlichen Angaben gemacht werden, aber Kinder zwischen 5 und 10 Jahren können nach einigen Trainingstagen entsprechend ihrem Alter 5 bis 10 km pro Stunde laufen.

Ein erfolgreiches Argument, Kinder von der Zweckmäßigkeit des regelmäßigen Lauftrainings zu überzeugen, ist, daß Laufen als Ausdauertraining die beste Basis für viele andere Sportarten ist. Besondere Vorteile bringt es für die Ballsportarten.

Sie können Kinder auch auf den längeren Strekken nicht überfordern. Wenn Kinder nicht mehr können, bleiben sie einfach stehen. – Hier beginnt ein Problem für Eltern und Betreuer. Die Kinder können nicht mehr! Eltern, die das nicht akzeptieren, sondern ihre Kinder zum Weiterlaufen animieren, nehmen ihnen den Spaß am Laufen. Üben Sie deshalb auch keinen Leistungsdruck auf Ihre Kinder aus, denn nur mit Spaß am Laufen kann man auf der Langstrecke Leistung bringen.

3.5 Gelände- und Wegauswahl

Laufen kann man eigentlich überall. Selbst in Großstädten finden sich – wie die Praxis zeigt – genügend Nebenstraßen und Parkanlagen, durch die man traben kann, wenn es jemandem nur darauf ankommt, sein Trainingspensum abzuspulen. Auf einen Anfänger dagegen wirken solche Vorstellungen eher abschreckend als animierend.

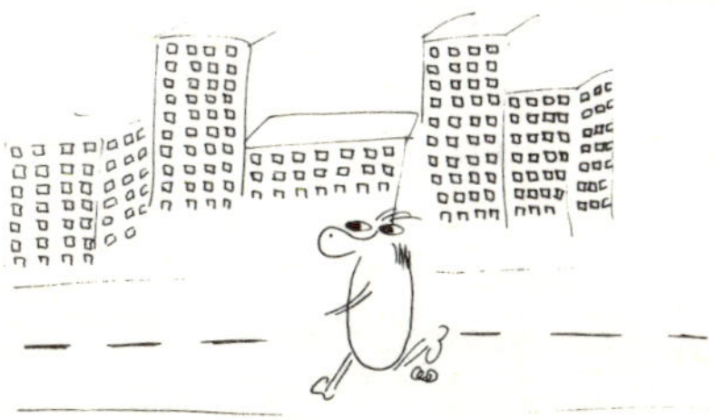

Ideal zum Laufen sind ebene, mit Tannennadeln abgefederte Wald- und Parkwege. Solche Möglichkeiten haben wir leider nur sehr selten vor der Haustür. Meistens müssen wir uns mit den üblichen Feld- und Waldwegen begnügen. Die Wegqualität und Höhenunterschiede beeinflussen das Lauftempo.

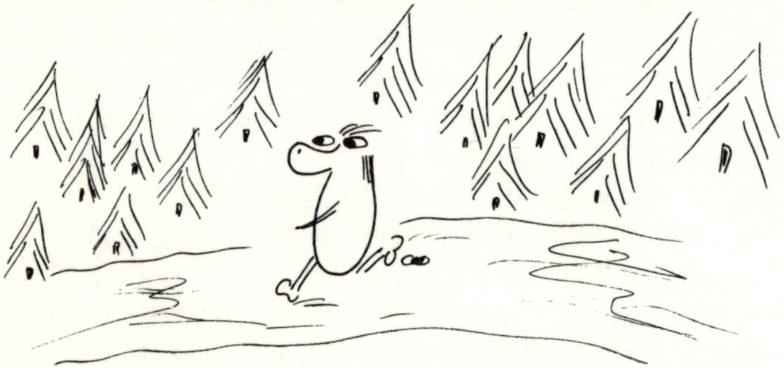

Der Anfänger sollte, sofern es das Gelände zuläßt, Steigungen möglichst meiden, sie auf jeden Fall aber durch noch langsameres Traben oder durch *Gehen* entschärfen. Eine Steigung ist eine Belastungssteigerung, die zwangsläufig zur anaeroben Energieumsetzung führt. Bei sanftem Gefälle dagegen darf's dann auch mal etwas flotter sein – aber nur kurzfristig. Steil bergab ist weder für den Anfänger noch für den Trainierten gut – es staucht die Gelenke übermäßig.

Auf ebenem, federndem Untergrund läuft es sich am schönsten. Sehr unebene Wege erfordern mehr Kraft, beanspruchen die Fuß- und Kniegelenke stärker und bedingen einen sehr festen, stützenden Laufschuh mit guter Fußführung. In Extremfällen oder z.B. bei Eis und Schnee ist zur Gelenkschonung und -stützung das Tragen eines Laufstiefels zu empfehlen (s. Kapitel: Schuhe). Bei sehr weichem Untergrund, z.B. weicher Sand oder Schnee, braucht man Schuhe mit grobem Profil und viel Kraft, weil es schwierig ist, die Abdruckkraft auf den lockeren Untergrund zu übertragen.

Unebene Wege und Steigungen bereiten Läuferinnen, insbesondere Anfängerinnen wesentlich mehr Schwierigkeiten als Männern. Dies hängt mit der geringeren Muskelmasse der Frauen, insbesondere mit dem für das Laufen wichtigen Oberschenkelhebers (musculi quadriceps femoris) zusammen. Deshalb sind an die Qualität der Laufwege für Anfänger, bei denen zu der geringen Muskelleistungsfähigkeit noch Gewichtsprobleme hinzukommen, höhere Anforderungen zu stellen, als bei trainierten Läufern.

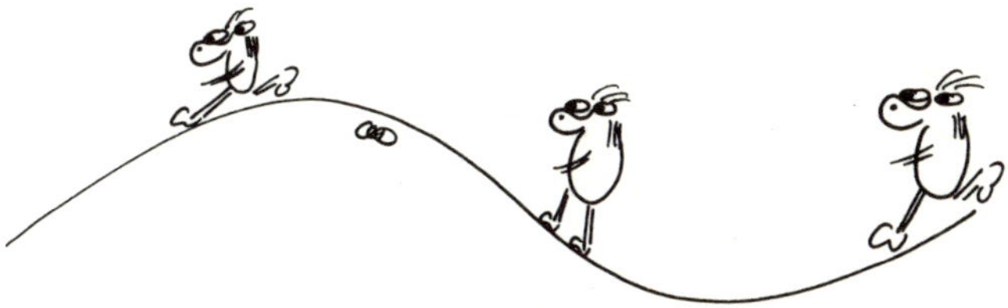

Ganz allgemein gilt: **je geringer das Laufvermögen ist, um so besser muß die Wegqualität sein.**

Asphalt als Untergrund ist meines Erachtens besser als sein Ruf. Asphaltierte Wege haben normalerweise eine ganz ebene Oberfläche und können im Sommer zum Teil besser federn als ein ausgetrockneter Feld- oder Hartweg. Asphalt erlaubt wegen seines geringen Schlupfes in der Abdruckphase eine sehr gute Kraftübertragung und damit hohes Lauftempo. Die *Schlurfer* unter den Läufern, die beim Aufsetzen den Schuh immer etwas nachziehen, haben dadurch einen höheren Abrieb als auf Wald- und Feldwegen.

Meiden sollte man auf jeden Fall Beton, Kopfsteinpflaster und Grobschotterwege.

Waldwege haben gegenüber Feldwegen noch weitere Vorteile. Man ist dort gegen Wind und Regen, aber auch gegen intensive Sonneneinstrahlung besser geschützt.

In Deutschland darf man auf allen öffenlich zugänglichen Waldwegen laufen. Dennoch kann es Ausnahmen zu bestimmten Brut- und Ruhezeiten geben, die man bei gutem Kontakt mit seinem Revierförster absprechen kann. An dieser Stelle gebe ich auch eine Bitte, die von sehr vielen Forstverwaltungen immer wieder an mich herangetragen wird, an Sie weiter: Bitte laufen Sie nur auf den Waldwegen und nicht quer durch den Wald, da Sie dort das Wild in seinen Ruhebereichen aufschrekken. Daß Sie auf Waldwegen laufen, daran gewöhnt sich das Wild schnell und es wird kaum gestört.

Der Winter bereitet uns neben dem schon angesprochenen Schnee und Eis wegen der frühzeitigen Dunkelheit oft Probleme. Besonders dunkel ist es von Mitte Oktober bis Anfang Dezember, wenn das Laub noch auf den Bäumen hängt. Nebel erschwert zusätzlich die Orientierung. Unter diesen Bedingungen kommen neben beleuchteten Parkwegen nur einwandfreie Feld- oder Waldwege zum Laufen in Frage, bei denen man dann eine Taschenlampe mitnehmen sollte.

Straßen, die von Autos befahren werden, sind schon am Tag gefährlich und müssen bei Dunkelheit wegen der extrem hohen Unfallgefahr unbedingt gemieden werden. Die Sportplatzaschenbahn ist trotz ihrer Eintönigkeit dazu die bessere Alternative.

3.6 Wie lange soll man laufen?

Als ideale Laufzeit hat sich **eine Stunde** bewährt. Sie teilt sich in drei Phasen auf:

1. 20 Minuten Warmlaufen,
2. 30 Minuten Belastungsphase mit 80%,
3. 10 Minuten locker auslaufen (kein Endspurt).

Selbstverständlich kann der Anfänger nicht vom ersten Mal an 60 Minuten durchlaufen. Wie lange kann er denn? Diese Frage läßt sich nicht allgemeingültig beantworten. Ich betreue selbst seit zehn Jahren die Anfängergruppe des DARMSTÄDTER LAUFTREFFs und dort sind fast jedesmal zwischen einem und fünf völlig ungeübte Anfänger dabei. Während wir früher noch 200 bis 500 m bis zur ersten Gehpause trabten, mache ich heute nach 100 bis 200 m und, wenn notwendig, auch nach 50 m die erste Gehpause. Im steten Wechsel von ca. 20 kurzen Laufphasen und Gehpausen traben wir in einer Stunde ca. 5,5 km (s. Abbildung 3 und 4).

Das 60-minütige Lauftraining stellt eine Optimierung aus Zeitaufwand und Trainingserfolg dar. In vielen Ausführungen, oft namhafter Autoren, ist von täglich nur 10 Minuten Herz-Kreislaufaktivierung die Rede. Das ist aber nur dann richtig, wenn ein ca. 20-minütiges Aufwärmtraining vorausgeht. Dies wiederum setzen die meisten Experten als selbstverständlich voraus. Da es bei ihnen unerwähnt bleibt, sind viele Mißverständnisse die Folge. Ein Herz-Kreislauftraining im anaeroben Bereich hat, wie bereits in Kapitel *Lauftempo* ausführlich beschrieben wurde, keinerlei Nutzen.

3.7 Wann ist man ausdauertrainiert?

Es gibt keinen allgemeinverbindlichen Maßstab, ab wann sich jemand als *ausdauertrainiert* bezeichnen kann. Ich halte die Stunde für einen guten Maßstab. D.h., wenn man eine Stunde ohne Pause durchtraben kann, ist man ausdauertrainiert. Die unterste Stufe erreicht man mit einem *Tempo* von etwa 7 km/Stunde.

Einfacher zu beantworten ist die Frage, wann man *hoch ausdauertrainiert* ist. Nämlich dann, wenn man die Marathondistanz unter 2:15 Stunden oder die 100 km unter 7 Stunden bewältigen kann. Doch solche Spitzenleistungen sind für den Laufanfänger kein Maßstab, sondern bestenfalls ein Orientierungspunkt.

3.8 Laufvermögen und Witterung

Für das Laufvermögen des einzelnen – und das gilt nach meinen Beobachtungen im verstärkten Maß für den Anfänger – spielt das Wetter, d.h. Temperatur, Luftfeuchtigkeit (Schwüle), Luftdruck sowie bevorstehender Wetterwechsel eine ebenso große Rolle wie seine Ausgangskondition. Tatsache ist: Es gibt wie überall gute und schlechte Tage, mal springt man wie ein junges Reh durch den Wald, mal sind die Beine schwer wie Blei. Doch gerade dann hilft einem die Gruppe. Kann man sich mit seinem Nachbarn unterhalten, bemerkt man die eigenen Probleme weniger und überwindet sie auch leichter, da man abgelenkt ist. Beobachtet man zusätzlich bei Mitläufern die gleichen Schwierigkeiten, dann werden automatisch die eigenen kleiner.

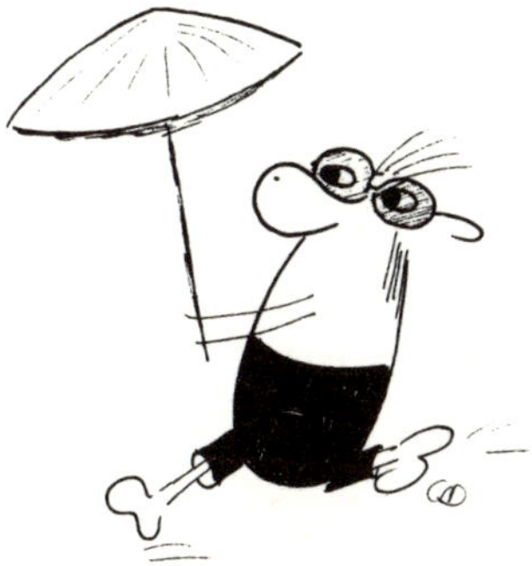

3.9 Was soll man beim Waldlauf anziehen?

Sie werden es kaum glauben, nicht das **Darüber**, sondern das **Darunter** ist das Wichtigere. Tragen Sie beim Laufen entweder Unterwäsche aus reiner Baumwolle - die Damen bis hin zum BH, oder solche aus DUNOVA bzw. ähnlichen Fasern. Das ist um so wichtiger, je stärker Sie schwitzen! Baumwolle saugt den Schweiß gut auf und man verringert die Gefahr des Wundscheuerns unter den Achseln und vor allem der Brustwarzen – ein Problem, das Frauen und Männer in gleicher Weise betrifft.

Die Spezialfasern geben den Schweiß nach außen ab und erscheinen auf der Haut trocken. Dadurch vermindert sich das unangenehme Kältegefühl der naßgeschwitzten Kleidung. Trägt man mehrere Kleidungsstücke übereinander, so sollten sie aufeinander abgestimmt sein.

Wichtig ist, daß die Kleidung locker und luftig ist. Der lockere Sitz schützt vor zu großer Wärmeabgabe. Die Pullover sollen ebenfalls aus Baumwolle bzw. DUNOVA, der Trainingsanzug aus Mischgewebe oder GORE-TEX sein. Das Oberteil sollte eine Kapuze und vorne einen Reißverschluß haben, den man beim Laufen, je nach Bedarf, auf- oder zumachen kann. Zumindest eine Tasche muß einen Verschluß haben, damit man die Auto- bzw. Hausschlüssel nicht verliert.

Nylon-Anoraks sollten nur (!) bei starkem Wind, insbesondere wenn man über freies Feld laufen muß, getragen werden, damit man nicht auskühlt. Schon beim Regen halte ich die normale Trainingsjacke für besser als die Nylon-Anoraks, denn unter ihnen entsteht leicht ein Wärmestau! Warmhalten und warm sein ist beim Laufen wichtig, aber eine Schwitzkur sollte man in der Sauna machen; beim Laufen bringt sie keine Vorteile. Man nimmt auch nicht ab, es kostet nur unnötig viel Kraft und man verliert gleichzeitig mehr wertvolle Salze als nötig.

Wie warm soll man sich überhaupt anziehen? Im Training immer etwas wärmer als im Wettkampf, da der Körper durch die höhere Wettkampfleistung mehr Wärme bei der Energieumsetzung erzeugt. Im Sommer bei Temperaturen über 20 Grad: kurze Hosen und kurzärmeliges T-Shirt oder Trägerhemd. Unter 10 Grad: lange Hosen und langärmelige Pullis. Wenn das Thermometer unter den Gefrierpunkt sinkt, sind Handschuhe, Mütze und lange Unterhosen keine Schande.

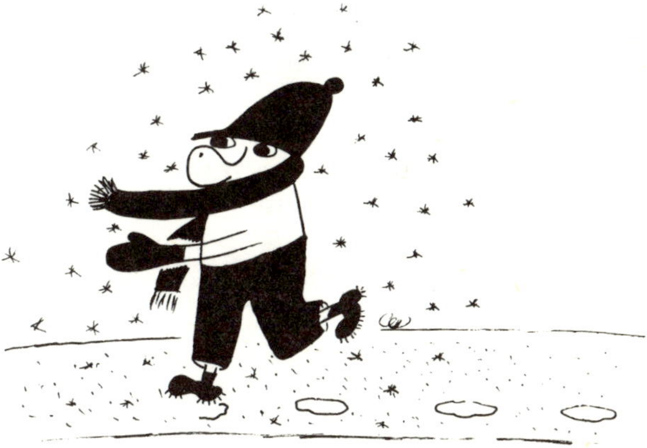

Wenn Sie bei **Dunkelheit** laufen – was vor allem im Winterhalbjahr oft nicht zu vermeiden ist – tragen Sie bitte **schneeweiße** Oberbekleidung, damit Sie von entgegenkommenden Läufern frühzeitig erkannt werden und nicht mit ihnen zusammenprallen. Berücksichtigen Sie das beim Kauf Ihrer nächsten Trainingsjacke. Bis dahin genügt es, wenn Sie ein weißes Trägerhemd (Herrenunterhemd) über Ihren dunklen Pullover ziehen. Gelbe oder orangefarbene Oberbekleidung erfüllt wegen der sehr geringeren Leuchtkraft (Lichtreflexion) diese Sicherheitsanforderungen schon nicht mehr!

3.10 Kann man sich beim Laufen erkälten?

Solange Sie Ihren Körper durch Bewegung warm halten, können Sie sich beim Laufen nicht erkälten. Diese Gefahr besteht hinterher, d.h., in dem Augenblick, in dem Sie mit dem Laufen aufhören und die feuchte oder naßgeschwitzte Kleidung noch am Körper tragen.

Deshalb:

> **Wechseln Sie sofort (!!!) nach dem Laufen die Kleidung, auf jeden Fall alles obenherum – auch dann, wenn Sie nur wenig geschwitzt haben. Das ist ganz besonders im Winter der sicherste Schutz vor einer Erkältung!**

Oft ziehen die Läufer *nur* eine warme Jacke, einen Pullover oder Mantel über die Laufkleidung. Doch wen hat es in solchem Fall dann nach 5 oder 10 Minuten nicht schon einmal gefröstelt? Dem Körper wird zur Trocknung der feuchten Laufkleidung Wärme entzogen und in der damit verbundenen lokalen Unterkühlung lauert die Erkältungsgefahr. Deshalb noch einmal: sofort nach dem Laufen die Kleidung wechseln! – Wo, liebe Läuferinnen, ein Wille ist, findet sich auch eine dezente Ecke oder ein Auto.

3.11 Lauftechnik

Sehr häufig wird die Meinung vertreten, den Laufstil solle man nicht korrigieren. Manchmal heißt es sogar, man könne ihn nicht ändern. Und doch gibt es einige Bewegungsabläufe, die unbedingt beachtet und – wo notwendig – auch korrigiert werden müssen.

Aufrecht laufen:

Nehmen Sie den Kopf bzw. das Kinn hoch. Viele Läufer lassen sich nach vorne hängen (Abbildung 5). Dadurch kann die Wirbelsäule nicht mehr über dem Schwerpunkt des Körpers leicht und entspannt schwingen – es kommt zu einer dauernden Belastung der Bandscheiben. Bei einem nach vorne geneigten Körper müssen die Rückenmuskeln ständig Haltearbeit leisten, was zu einer Verspannung der Muskulatur und frühzeitiger Ermüdung führt. Ferner behindert der abgeknickte, nach vorn gebeugte Oberkörper eine tiefe Atmung.

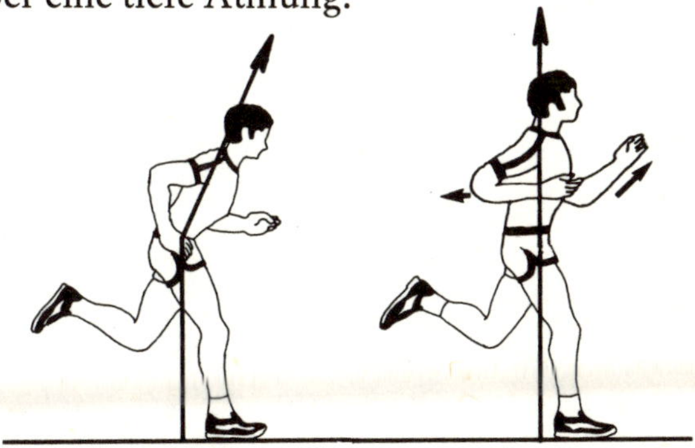

Abbildung 5:

Oberkörperhaltung beim Laufen.
links: gebeugt = falsch
rechts: aufrecht = richtig

Armarbeit statt Schulterverdrehen:

Die Pendelbewegung der Beine muß durch eine Gegenbewegung im Oberkörper kompensiert werden. Da das Bein eine annähernd geradlinige Bewegung macht, soll die entsprechende Ausgleichsbewegung im Oberkörper ebenfalls geradlinig sein. Eine solche Bewegung kann nur von den Armen ausgeführt werden, und zwar dann, wenn sie im Oberarmgelenk schwingen. Die Hände müssen dabei – wie die Abbildung 6 zeigt – in Laufrichtung geführt werden. So wie die Pleuelstangen einer Lokomotive.

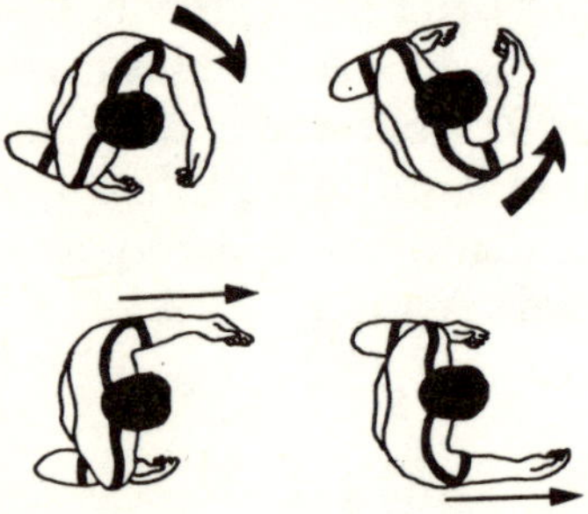

Abbildung 6:

Richtige Armführung beim Laufen: Die Arme sollen nicht vor dem Körper rotieren, sondern parallel zum Körper in Laufrichtung geführt werden. Die Unterarme sollten nicht unter die Waagerechte absinken, da das im Abschwung der Hebearbeit der Beine entgegenwirkt. In der Vorwärtsbewegung soll der Unterarm bis zu einem Winkel von ca. 45° nach oben gezogen werden, da dadurch die Hebearbeit der Beine optimal unterstützt wird. Die Ellbogen sollen dabei bis vor den Körper schwingen. Beides ist trainierbar.

Ein berühmter Trainer hat einmal gesagt: **"Das Laufen beginnt in den Daumen und endet in den Füßen"**. Das bedeutet für Sie, wenn Sie die Armbewegung korrekt ausführen, bewegen Sie auch Ihre Beine richtig. Drehen Sie dagegen Ihre Schultern und schieben dabei Ihre Arme und Hände vor der Brust hin und her, so kommt es zu einer Torsionsbewegung des ganzen Körpers, die bis in die Füße hineinreicht! Das bringt Unruhe in den Bewegungsablauf, führt ebenfalls zu Verspannungen der Rükken-, Schulter- und Nackenmuskeln sowie zu einer frühzeitigen Ermüdung. Die Torsionsbewegung ist eine Arbeit, die nicht in Laufrichtung, sondern quer zu ihr wirkt.

Laufen Sie aufrecht und gleichen Sie die Pendelbewegung der Beine mit den Armen aus, dann leisten Ihre Arme einen wichtigen Teil der Laufarbeit. Hinzu kommt, daß Ihre Wirbelsäule und Ihre gesamte Rücken- bzw. Schultermuskulatur sich durch das Schuckeln, Schwingen und die entstehende Wärme entspannen können. Richtig betriebenes, lockeres, aufrechtes Traben ist eine hervorragende Therapiemöglichkeit bei verspannter Rückenmuskulatur oder eingeklemmter Bandscheibe.

4. Atmung

"Laufen ohne zu schnaufen"!?

Unter diesen leider vielfach mißverstandenen Slogan hatte der Deutsche Sportbund in der Anfangsphase seine Laufaktion gestellt. Mißverständlich ist er deshalb, weil der Ausdruck *Schnaufen* bei uns in einigen Landstrichen als Begriff für *Atmen* verwandt wird. Seine ursprüngliche Bedeutung dagegen ist heftiges Atmen, außer Atem kommen. Unter dieser Voraussetzung wird auch der Slogan: **"Laufen ohne zu schnaufen" = "Laufen ohne außer Atem zu kommen"** verständlich. Dagegen ist *Schnaufen = hörbares Atmen* (Ausatmen) für den Läufer das Allerwichtigste.

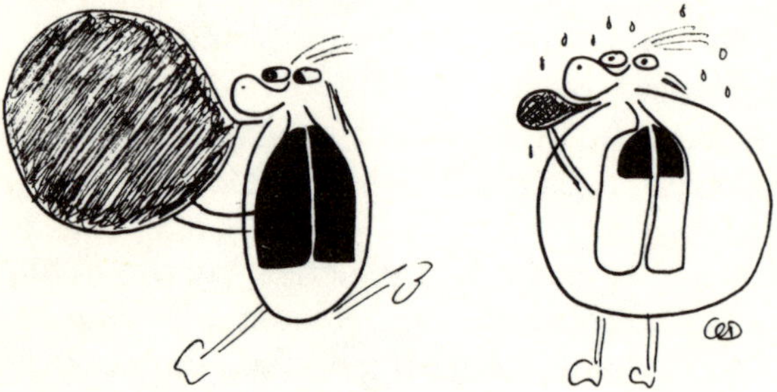

4.1 Tiefes Atmen ist hörbar

Viele Anfänger glauben, es sei ein Zeichen der Schwäche, wenn man hörbar atmet. Das Gegenteil ist richtig. Beobachten Sie einmal Spitzenläufer, wie laut und tief, aber regelmäßig, diese im Wettkampf, aber auch im Training atmen. Ohne dieses tiefe Atmen wären sie gar nicht in der Lage, so hohe Leistungen zu erbringen. In diesem Fall sollten Sie den Spitzenläufern unbedingt nacheifern. **Atmen Sie hörbar aus!**

Wenn Sie Ihrem eigenen Ausatmen zuhören, können Sie sich selbst kontrollieren und prüfen, ob Sie wirklich völlig ausgeatmet haben. Hinzu kommt, daß es eine außerordentlich beruhigende Wirkung auf einen selbst hat, den eigenen Atem bewußt zu steuern und ihm zuzuhören. Nutzen Sie diesen Effekt ganz besonders dann aus, wenn Sie in *Bedrängnis* kommen. Z.B. am Anfang eines Laufes oder zwischendrin, wenn ihnen das Tempo etwas zu schnell ist und Sie Angst haben, das Tempo nicht mehr lange halten zu können. Die bewußte Konzentration auf Ihr tiefes Ausatmen hilft Ihnen in diesen Augenblicken oft über die Klippen hinweg.

4.2 Atmen Sie durch Nase und Mund

Wie vermeidet der Anfänger das *außer Atem kommen?* Dazu gibt es zwei Wege: Man reduziert das Lauftempo oder man verbessert seine Atemtechnik. Über das erstere brauche ich nicht viel zu sagen, denn wenn wir außer Atem sind, reduziert unser Körper automatisch das Tempo. Also befassen wir uns mit der richtigen Atemtechnik.

Richtiges Atmen ist die wichtigste Voraussetzung zum Laufen.

Unsere Nasenquerschnitte allein reichen nicht aus, um die notwendigen Luftmengen in die Lunge gelangen zu lassen. Ein Beispiel soll das verdeutlichen. Ein Anfänger, der in einem Tempo von ca. 6 km/Stunde trabt, benötigt für diese Leistung pro Minute ca. 1 Liter Sauerstoff. Die Luft enthält zwar knapp 21 % Sauerstoff, doch kann der Mensch davon nur 4 % aufnehmen, 17% atmet er wieder aus. Unter hoher Belastung können sich die 4% sogar noch verringern, nämlich dann, wenn man kurzatmig und flach atmet, und die Luft im sogenannten Todraum (den Luftwegen) hin- und herschiebt.

Für den Anfänger bedeutet das, daß er, um 1 Liter Sauerstoff absorbieren zu können, ca. 30 Liter Luft pro Minute einatmen muß. Beim Atmen durch die Nase kann man mit einem Atemzug aber nur 1/2 bis 1 Liter Luft einatmen und das ist zu wenig. Es wäre genauso, als wenn Sie versuchen, einen Luftballon nur durch die Nase aufzublasen.

Durch Nase und Mund dagegen atmet man bei bewußt tiefem Ausatmen auch als Laufanfänger ca. 2 bis 3 Liter Luft pro Atemzug ein. Um 1 Liter Sauerstoff aufzunehmen, reichen dann auch dem Untrainierten 10 bis 20 Atemzüge. Durch regelmäßiges Ausdauertraining, z.B. durch Lauftraining, können Sie das Sauerstoffangebot Ihres Blutes erhöhen, da sich die Sauerstoffbindungs- und Transportfähigkeit verbessern.

4.3 Atmen Sie so tief wie möglich aus!

Das Geheimnis einer guten Atmung liegt im **Ausatmen**, denn, so einfach wie es klingt, bevor Sie einatmen können, müssen Sie ausgeatmet haben. Die durchschnittliche Lungenkapazität beträgt ca. 5 bis 7 Liter. Selbst beim intensivsten Ausatmen verbleiben normalerweise ca. 1,5 Liter Luft in der Lunge und den Atemwegen (das sogenannte Todvolumen). Die effektiv nutzbare Lungenkapazität beträgt ca. 3,5 bis 5,5 Liter – je nach Größe Ihrer Lunge. Die Größe Ihrer Lunge ändert sich durch das Lauftraining nicht. Doch wie oben schon erwähnt und die Abbildung 7 zeigt, nutzt der Untrainierte nur noch einen Teil, erfahrungsgemäß nur 2 bis 3 Liter seiner Lungenkapazität.

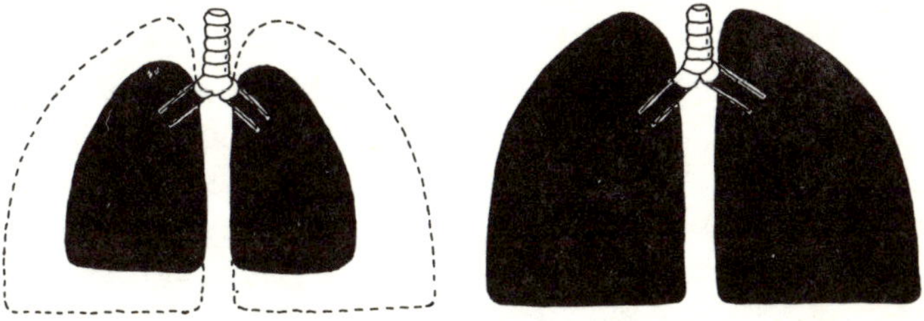

Abbildung 7:

Aktives Lungenvolumen:
links: *untrainiert* *2 – 3 Liter*
rechts: *trainiert* *bis 6 Liter*

Reaktivieren Sie Ihre aktive Lungenkapazität! Allein schon durch Ihr bewußtes Ausatmen können Sie Ihr *aktives* Lungenvolumen um 1/3 erhöhen. Dazu müssen Sie ganz tief und hörbar ausatmen – bewußt auch die letzten möglichen Luftreste herausdrücken. Um so tiefer können Sie anschließend wieder einatmen. Deshalb brauchen Sie sich beim Laufen auch nur auf das tiefe Ausatmen zu konzentrieren.

4.4 Atmung und Schrittzahl

Früher wurden starre Regeln aufgestellt, und selbst heute kann man in einigen Laufbüchern noch ausführliche Abhandlungen über Atem- und Schrittrhythmen lesen. Wenn man in der Ebene oder auf der Aschenbahn in gleichbleibendem Tempo dahintrabt, stellen sie sich automatisch ein. Doch alle Theorien sind dahin, wenn Sie in wechselndes Gelände kommen. Beim Wechsel von bergauf und bergab gibt es keine festen Regeln mehr. Auch spielen Tagesform und Witterungsbedingungen eine Rolle. An Tagen, an denen uns das Laufen schwer fällt, müssen wir mehr atmen – entweder tiefer oder häufiger. Eine Festlegung bringt mehr Nachteile als Nutzen, denn gerade bei einem Anfänger ändert sich mit besser werdender Lauf- und Atemtechnik das Atem-Schrittverhältnis dauernd. Atmen Sie so, wie Sie es brauchen und lassen Sie sich nicht durch nutzlose Vorschriften einengen.

4.5 Bauchatmung bzw. Zwerchfellatmung statt Brustatmung

Die Brustatmung ist zu flach und der markige Soldatenspruch "Brust raus, Bauch rein" mag zwar zum zackigen Aussehen führen, aber die Atmung wird dadurch nur eingeengt. Wie kann man am einfachsten prüfen, ob man richtig atmet? Legen Sie sich auf den Rücken, beim Einatmen muß sich die Brust, vor allem aber auch der Bauch nach oben wölben (Abbildung 8). Beim Ausatmen sinken dann beide zusammen.

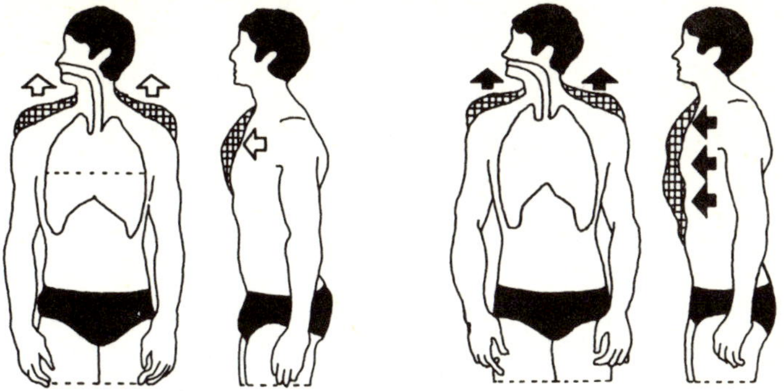

Abbildung 8:

Die Atmung:
links: falsch = nur Brustatmung
rechts: richtig = Brust- und Bauchatmung

4.6 Durch den Mund atmen auch bei Kälte?

Die Meinungen gehen bei diesem Thema auseinander. Die Mediziner helfen uns bisher auch nicht weiter, sie beschäftigen sich normalerweise nur mit dem kranken Menschen. Unter den erfahrenen Langstreckenläufern sind die Mediziner leider immer noch zu selten. Es gibt zwar schon einige wissenschaftliche Untersuchungen, doch lassen sich die Ergebnisse noch nicht verallgemeinern.

Lassen Sie mich deshalb aus eigener Erfahrung und der vieler Kollegen sprechen:

> Ich hatte bisher auch bei 20 Grad unter dem Gefrierpunkt keine Probleme. Bis die kalte Luft in

die Lungen gelangte, wurde sie meines Erachtens ausreichend erwärmt. Ich habe mich beim Laufen noch nie erkältet – doch gelegentlich schon mal danach, wenn ich, statt mir trockene Sachen anzuziehen, erst noch einen *Schwatz* gehalten habe. Vorsicht ist dagegen an sehr windigen Tagen geboten und vor allem dann, wenn Sie über freies Feld laufen müssen. Unter diesen Bedingungen sollten Sie der Gefahr zu starker Auskühlung durch eine Nylon-Jacke vorbeugen, denn nur solange wie der Körper warm ist und dampft, ist die kalte Atemluft eine angenehme Kühlung.

Wer sehr empfindlich ist, dem hilft an extrem kalten Tagen ein Schal vor dem Mund.

4.7 Seitenstiche

Mit dem Begriff *Seitenstiche* werden Schmerzen bezeichnet, die sehr unterschiedliche Ursachen haben, in verschiedenen Organen (Darm, Milz, Zwerchfell etc.) erzeugt werden, aber sehr ähnliche Symptome zeigen. Wir können die Seitenstiche grob in drei Kategorien einteilen:

- Die erste Art der Seitenstiche tritt bereits kurz nach Beginn des Laufens auf. Sie signalisiert nach 5 bis 15 Minuten entweder einen momentan zu hohen Blutumlauf im Körper, der zu einem Staudruck in der Milz führt oder – nach neuesten Theorien – eine Unterversorgung der Zwerchfellmuskulatur. Beides äußert sich schmerzhaft.

Diese Art der Seitenstiche tritt überwiegend in den ersten Wochen des Lauftrainings auf – ein gut Trainierter kennt sie kaum.

Begegnen kann man ihr durch Reduzierung des Lauftempos (Verminderung des Sauerstoffbedarfes) oder, und das führt in den meisten Fällen schon zum Erfolg, durch bewußtes Atmen (Ausatmen). Die Seitenstiche werden nach wenigen Minuten verschwunden sein. Auf jeden Fall aber nach 20 bis 25 Minuten, wenn der Körper aufgewärmt ist und sich dadurch der Sauerstoffbedarf verringert hat.

○ Die zweite Art – erst nach ca. 40 Minuten oder später – meldet Blähungen im Darm. Sie betreffen oft Läufer oder vor allem Läuferinnen mit träger Verdauung, die den ganzen Tag über gesessen haben. Durch das Laufen wird die Darmtätigkeit angeregt. Dabei kann es zur Bildung von Darmgasen kommen. Dr. van Aaken – einer der großen Väter des Ausdauertrainings – hat dieses Problem einmal sehr profan aber zutreffend charakterisiert als: "Ein Furz der quersteckt". Man muß ihn möglichst schnell loswerden. Für das *Wie* gibt es keine Patentlösung – manche helfen sich durch kräftiges Kneten des Bauches, wodurch ein Verteilen der Darmgase erreicht wird, anderen hilft nur noch der schnelle Sprung in die Büsche.

Als Trost sei Ihnen gesagt, daß sich durch regelmäßiges Laufen die Verdauung so verbessert, daß Sie schon nach kurzer Zeit in dieser Hinsicht keine Probleme mehr haben werden. Im Gegenteil, wenn Sie bisher auf Verdauungshilfsmittel angewiesen waren, können Sie schon bald darauf verzichten. Begegnen kann man dieser Art der Seitenstiche, indem man vor dem Laufen nichts Schwerverdauliches ißt und für eine möglichst vollständige Darmentleerung sorgt.

- Die dritte Form erlebt normalerweise nur der Wettkampfläufer, falls er, z.B. bei einem Marathonlauf, nach drei bis vier Stunden in die Phase der totalen Ermüdung kommt. Der Puls steigt in dieser Phase ohne Zunahme der Belastung an (Ermüdungspuls), die Energiedepots sind leer und die Muskulatur ist weitgehend übersäuert. Weitere Energie könnte nur durch ein erhöhtes Sauerstoffangebot zum Milchsäure-(Laktat-) abbau gewonnen werden. Der erhöhte Blutumlauf spricht für Milzsignale, der mangelnde Sauerstoff für eine Unterversorgung des Zwerchfelles.

  Vorbeugen kann man dieser Form der Seitenstiche nur durch richtige Tempodosierung während des Wettkampfes; begegnen nur durch drastische Temporeduzierung.

4.8 Anpassungprobleme des untrainierten Anfängers

Beim untrainierten Anfänger sind nicht nur Seitenstiche sehr häufig, sondern er hat gegenüber dem trainierten Läufer eine Reihe Anpassungsprobleme, die sich zu einer erheblich höheren Herz-Kreislaufbelastung addieren:

- Der untrainierte Muskel benötigt für die gleiche Leistung mehr Sauerstoff als der trainierte.

- Der untrainierte Muskel benötigt doppelt soviel Zeit wie der trainierte, um sich einer erhöhten Belastung anzupassen.

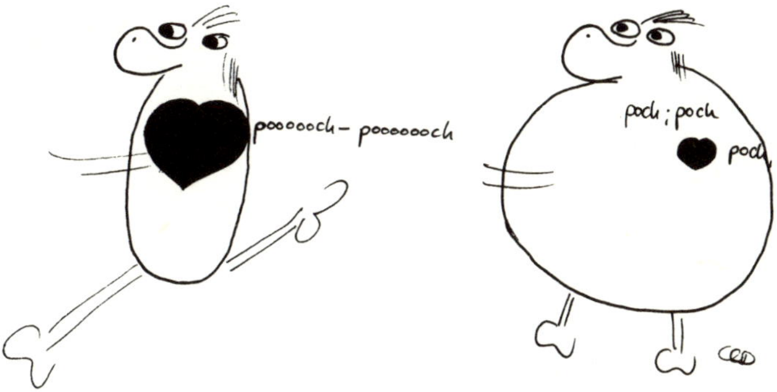

- Die Sauerstoffkonzentration im Blut des untrainierten Läufers (Anlagerungsvermögen des Sauerstoffs als Hämoglobin) ist wesentlich niedriger als beim trainierten.

- Durch die flache Atmung des untrainierten Läufers – der Anfänger atmet ungenügend aus und entsprechend flach ein – wird nur ein Teil seiner Lungenkapazität zum Sauerstoffaustausch genutzt.

- Der untrainierte Läufer hat einen größeren Schlackestoffeanteil, da der Körper wegen der insgesamt geringeren Durchblutung seltener entschlackt wird.

Das alles wird dadurch verstärkt, daß innerhalb der ersten 20 Minuten, d.h. solange der Körper (die Muskulatur) noch nicht auf *Betriebstemperatur* ist – ebenso wie ein kalter Automotor – durch die größeren Anteile anaerober Energieumsetzung mehr Sauerstoff (Sprit) benötigt wird, als im *warmen* Zustand.

Was kann der Anfänger nun dagegen tun? Er muß seinen Sauerstoffbedarf verringern, indem er die Belastung durch langsameres Laufen oder durch Gehen herabsetzt oder das Sauerstoffangebot vergrößert, indem er besser atmet oder beides zusammen.

Sie wissen ja: besser atmen heißt tiefer ausatmen – intensiv auf das tiefe Ausatmen konzentrieren.

5. Vor dem Laufen zum Arzt?

Als der Deutsche Sportbund 1974 die Lauftreffbewegung ins Leben rief, empfahl er als Vorsichtsmaßnahme jedem über 40-jährigen vor Laufbeginn erst einmal einen Arzt zu konsultieren. In der Praxis hat sich in der Zwischenzeit eine solch pauschale Empfehlung als nicht notwendig erwiesen. Sie wurde nur von wenigen Läufern befolgt und wäre auch praktisch nicht realisierbar, wenn dazu alle notwendigen Untersuchungen gemacht würden.

In begründeten Fällen, z.B. bei sehr hohem Blutdruck, bei Diabetes, bei akuten Beschwerden ist der Gang zu einem, dem Sport gegenüber möglichst positiv eingestellten Arzt empfehlenswert. Dies kann auch ein Orthopäde sein. – Unter bestimmten Voraussetzungen kann Radfahren oder Schwimmen wegen der geringeren Gelenkbelastungen die geeignetere Form des Bewegungs- bzw. Ausdauertrainings sein.

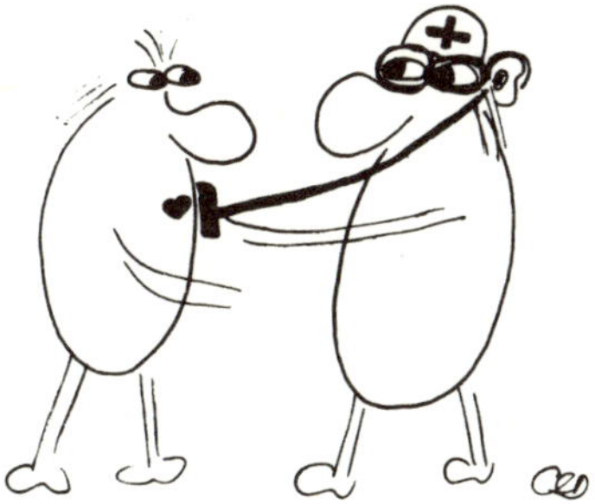

Bei fieberhaften Erkältungen, bei Grippe oder Magen-Darminfektionen sollten Sie nicht laufen. Nach dem Abklingen der Infektion ist es sinnvoll, noch zwei oder drei Tage zu pausieren, und erst dann wieder mit einem leichten Lauftraining zu beginnen.

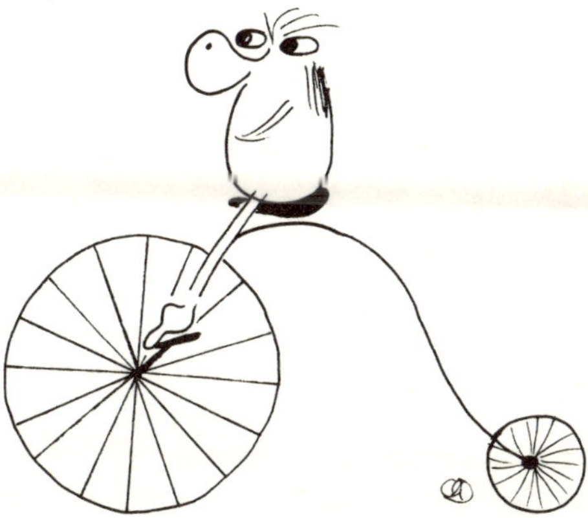

5.1 Beschwerden beim oder durch Laufen

Bei jeder ungewohnten körperlichen Betätigung – egal ob bei einer langen Wanderung, beim Radfahren oder z.B. bei längerem Bücken und sei es beim Erdbeerpflücken – meldet sich unser Körper mit dem einen oder anderen Signal. Dies zeigt uns, daß diese Tätigkeit nicht unserem augenblicklichen Trainingszustand entspricht.

Fängt man mit dem Dauerlauf an, so gibt es eine Reihe typischer Signale wie z.B. Muskelkater in Waden oder Oberschenkeln, Schmerzen im Fuß oder Knie, Seitenstechen, übermäßiges Herzklopfen bis hin zu schlechtem Schlafen. Solche Anfangsbeschwerden müssen bei leistungsgerechtem Lauftempo von mal zu mal abklingen und nach vier bis fünf Wochen ganz verschwunden sein.

Bei anhaltenden Schmerzen ist der Weg zu einem Arzt (am besten einem Arzt, der selber läuft oder zumindest dem Sport gegenüber positiv eingestellt ist) immer angeraten; doch Vorsicht bei solchen Ärzten, die gleich zur Spritze greifen – Bewegung ohne Belastung ist oft die bessere Therapie.

5.2 Starkes Herzklopfen oder Schlaflosigkeit

Starkes Herzklopfen und Schlaflosigkeit sind fast immer ein Indiz dafür, daß die Belastung beim Laufen für Sie zu hoch war. Überprüfen Sie als erstes das Lauftempo, insbesondere Ihr Anfangstempo in den ersten 20 Minuten.

5.3 Blasen

Blasen haben ihre Ursache entweder in einer schlechten Paßform Ihrer Schuhe oder in ungeeigneten Socken. Die schlechte Paßform ist häufig auf mangelhaft geschnürte Schuhe zurückzuführen. Prüfen Sie deshalb, ob Sie Ihren Schuh auch sorfältig und ausreichend fest geschnürt haben.

Die Paßform läßt sich zum einen durch die Variation der Socken (dünn - dick) und zum anderen durch den Wechsel der normalerweise leicht herausnehmbaren Einlegesohlen ändern. Einlegesohlen gibt es in verschiedenen Ausführungen und Dikken, wodurch man den Schuhraum z.B. stärker ausfüllen und dadurch ein Rutschen im Schuh verringern kann.

5.4 Verletzungen

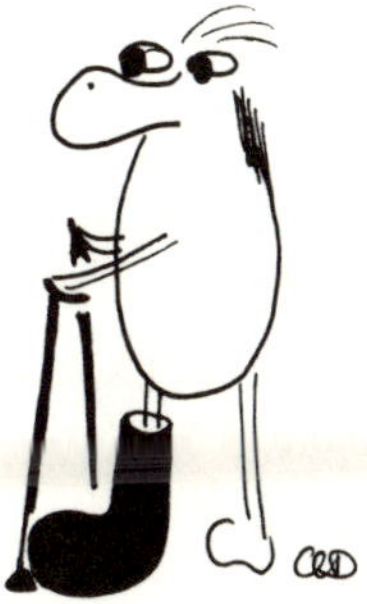

Laufen ist eine sehr verletzungsarme Sportart. Dennoch ist man gegen Schürfwunden durch Hinfallen oder Verletzungen durch Umknicken nicht gefeit. Normalerweise gehen auch diese Dinge glimpflich ab. Dennoch lauert gerade in den leichten, wenig blutenden Schürfwunden die Gefahr der Infektion durch **Wundstarrkrampferreger**. Gegen sie sollten Sie sich grundsätzlich, da Sie sich überall Schürfwunden zuziehen können, impfen lassen. – Eine Wundstarrkrampfinfektion ist nicht nur qualvoll, sondern häufig auch tödlich!

Beim Umknicken erfolgt in der Regel eine schmerzhafte Überbeanspruchung der äußeren Sprunggelenkbänder. Bei einfachen Überdehnungen reichen meist kalte Umschläge. Dennoch – auch wenn Sie als Läufer die Selbsttherapie bevorzugen – sollten Sie am nächsten Morgen bei anhaltenden Schwellungen und Schmerzen einen Arzt (Orthopäden) aufsuchen. Es kann aber auch zum Anriß, Durchriß oder knöchernden Abriß der Bänder kommen. Bei dem geringsten Verdacht müssen Sie unbedingt einen Arzt aufsuchen, denn für eine einwandfreie Diagnose sind sogenannte **gehaltene** Röntgenaufnahmen Voraussetzung.

5.5 Verhärtungen in den Waden

Verhärtungen in den Waden, oft auch als Muskelkater bezeichnet, haben nach meiner Erfahrung zu über 90% ihre Ursache im ungeeigneten Schuhwerk. Sie sind die Folge des ungenügenden Haltes Ihres Fußes im Schuh (Ihr Fuß *schwimmt* im Schuh), was dann zu einer Überbeanspruchung der Wadenmuskulatur führt. Fast immer führt der Wechsel (Kauf) zu einem geeigneten Laufschuh zur sofortigen Abhilfe.

Eine weitere Ursache kann Ihr Laufstil sein, falls Sie nur auf den Zehenspitzen laufen. Diese für Sie als Anfänger ungewohnte Fußbelastung äußert sich ebenfalls häufig in einer Verkrampfung der Wadenmuskulatur. Wenn Sie mit der Ferse aufsetzen und über den ganzen Fuß abrollen, wird die Verkrampfung abklingen.

5.6 Muskelkater

Zum Muskelkater – wie jeder ihn schon kennengelernt hat – gibt es neue Erkenntnisse. Der Muskelkater tritt normalerweise bei jeder ungewohnten körperlichen Betätigung auf und wurde bisher als schmerzhafte, vorübergehende Ermüdungserscheinung des überbeanspruchten Muskels durch Anhäufung von Milchsäure bezeichnet.

Nach neuesten Untersuchungen scheint sich diese Theorie nicht aufrechterhalten zu lassen. Die typischen Beschwerden des Muskelkaters halten viel länger an, als zum Abbau der gebildeten Milchsäure benötigt wird. Ferner konnte man nachweisen, daß unter bestimmten Laufbedingungen sehr hohe Milchsäurekonzentrationen im Muskel auftreten können, die zwar zur Ermüdung aber nicht zu den Muskelkatersymptomen führen. Dagegen ließen sich die Muskelkatersymptome z.B. beim Bergablaufen (10 % Neigung) unter geringer Belastung (60% der maximalen Sauerstoffaufnahme) erzeugen, ohne daß es zu einer nennenswerten Milchsäurebildung kam.

Nach diesen Ergebnissen wird der Muskelkater neuerdings durch Mikrotraumen erklärt. Mikrotraumen sind kleinste, meist nur mikroskopisch sichtbare Schädigungen der Muskelzelle und des Muskelbindegewebes.

Vorbeugen kann man ihm durch sorgfältiges Aufwärmen und Vordehnübungen der Muskulatur sowie durch langsame und individuell angepaßte Belastungsteigerung. Nach diesen Erkenntnissen sind für die Behandlung von Muskelkater Massagen und weitere mechanische Belastung, z.B. Weiterlaufen oder Turnen zu vermeiden. Eine kurze Trainingspause mit vorsichtigen Dehnübungen fördert den Heilprozeß, alle Belastungen zögern ihn hinaus.

6. Was der Läufer über seine Gelenke wissen sollte

Sehr viele Läuferinnen und Läufer beginnen im besten Alter, nach 10- oder 20-jähriger sportlicher Abstinenz oder überhaupt zum erstenmal im Leben, sich aktiv sportlich zu betätigen. Neben dem normalen Muskelkater können nach einiger Zeit Gelenk- oder Muskelschmerzen auftreten. Bei Langläufern treten sie, entsprechend der Sportart, in den Fuß-, Knie- oder Hüftgelenken oder in den Waden- bzw. Oberschenkelmuskeln auf. Die Ursache der meisten der Schmerzen ist jedoch bei unseren Füßen zu suchen. Nur jeder Dritte von uns hat heute noch einwandfreie Füße. Die übrigen haben mehr oder minder stark ausgeprägte Senk-, Platt-, Spreiz- oder Knickfüße; manchmal auch mehreres kombiniert.

Kennen Sie Ihre Füße?

Doch was haben die Fehlstellungen unserer Füße mit Schmerzen im Knie oder Oberschenkel, eventuell sogar in der Hüfte oder im Rücken zu tun? Sehr viel!

Zum besseren Verständnis eine vereinfacht dargestellte Anatomie:

Unsere Gelenke werden durch Bänder zusammengehalten und durch Muskeln bewegt. Die Muskeln enden immer in Sehnen. Diese haben die Aufgabe, die Muskeln an ihren Enden an den Knochen zu befestigen oder verschiedene Muskeln untereinander zu verbinden. Damit ein Gelenk bewegt werden kann, ist es notwendig, daß die Kombinationen aus Muskeln und Sehnen mindestens über ein Gelenk, häufig über zwei Gelenke verlaufen. Das gilt sowohl für viele Oberschenkel- als auch Wadenmuskeln. Die ersteren verlaufen vom Becken bzw. von der Hüfte ausgehend über das Hüftgelenk, den Oberschenkel, das Kniegelenk und sind am Schien- oder Wadenbein befestigt. Bei den Wadenmuskeln ist es ähnlich. Ein Teil beginnt auf der Unterseite des Oberschenkels; unten sind sie dann z.B. über die Achillessehne am Fußknochen befestigt, d.h., sie verlaufen über das Knie- und das Fußgelenk.

Diese Sehnen-Muskel-Kombinationen stellen eine Einheit dar, bei der ähnliches wie in der Technik gilt: Sie sind so stark wie ihr schwächstes Glied. Fußfehlstellungen führen entsprechend ihrem Grad zu einer erhöhten Belastung der Muskeln, Sehnen und Gelenke. Treten Schmerzen auf, so ist das ein Überlastungssignal des betroffenen Körperteils, d.h. des "schwächsten" Gliedes. **So können Schmerzen im Fuß, an der Achillessehne, im Knie oder Oberschenkel auftreten, doch die Ursache dafür liegt – sofern sie vom Laufen herrühren – in fast allen Fällen im Fuß!** (Abbildung 9)

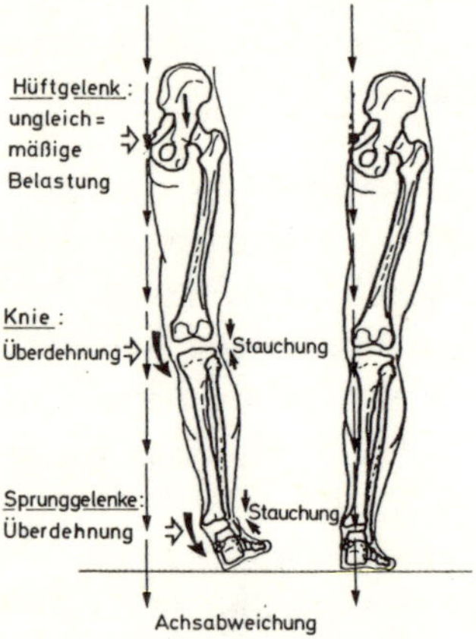

Abbildung 9:

Auswirkung einer starken Knickfußstellung auf die Gelenke.

Solche Schmerzen können auch bei Läufern auftreten, die schon einige Jahre laufen, nämlich dann, wenn sie plötzlich die Trainingshäufigkeit oder die Trainingsdauer erhöhen.

Da wir unsere Füße nicht abschrauben und durch einwandfreie ersetzen können, müssen wir ihre

Mängel durch den richtigen Schuh ausgleichen. Deshalb ist der Schuh für den Läufer das wichtigste *Kleidungstück*! Alle anderen sind völlig zweitrangig. Doch wie viele Läufer tragen Tennis- oder Hallenturnschuhe oder gar billige Modelle vom Wühltisch aus dem Kaufhaus! Allein schon der Wechsel zum guten Laufschuh mit ausgeprägtem Fuß- und Fersenbett hat in vielen Fällen für die notwendige Korrektur gesorgt und damit die mit der Überlastung verbundenen Schmerzen beseitigt.

6.1 Kniebeschwerden

Kniebeschwerden treten bei Laufbeginn immer wieder einmal auf und sind als harmlos zu bezeichnen, wenn sie nach dem fünften oder sechsten Mal verschwunden sind.

Verschwinden die Kniebeschwerden nicht oder treten sie erst nach einer längeren Trainingszeit auf, so sind sie zu 80% ein Signal dafür, daß Sie einen defekten bzw. für Sie ungeeigneten Laufschuh tragen und/oder daß Sie Fußfehlstellungen, insbesondere Knickfußstellungen (Abbildung 9) haben, die eine Einlagenversorgung notwendig machen. Dazu ist eine Untersuchung bei einem Orthopäden angebracht.

6.2 Fußfehlstellungen und ihre Auswirkungen

Unsere Füße müssen uns unser ganzes Leben lang tragen. Leider sind sie oft schon von Geburt an nicht so optimal ausgebildet, wie wir sie brauchen. Dazu kommt dann, daß wir sie häufig nicht nur nicht pflegen und durch Fußgymnastik trainieren, sondern sie durch zu kleine Schuhe oder ungeeignetes Schuhwerk auch noch zusätzlich traktieren.

Bei allen Muskel-, Sehnen- und Gelenkbeschwerden vom Fuß über Knie, Becken, Wirbelsäule bis zum Kopf sollten Sie als erstes Ihre Füße auf Fußfehlstellungen (Senk-, Spreiz-, Knick-, Hohlfuß) untersuchen lassen. Klären Sie auch, ob Ihre Beine gleich lang sind.

Beinlängendifferenzen kann man messen; Differenzen von mehr als 1cm werden normalerweise zu einem Teil ausgeglichen.

Senk-, Spreiz- und Hohlfüße kann man aus der sogenannten Trittspur erkennen. Senkfüße, selbst in der Extremform des Plattfußes, bereiten nur selten beim Laufen Beschwerden. Den Spreizfuß kann man mit einer entsprechenden Pelotte stützen. Beim Hohlfuß dagegen sind Korrekturen kaum möglich.

Neben dem Spreizfuß ist der Knickfuß die Hauptursache für Gelenk- insbesondere Kniebeschwerden. Seine Analyse sollte in drei Stufen erfolgen: einmal statisch, d.h. im Stand und zweimal dynamisch, d.h. in der Bewegung also im Lauf. Gelaufen werden sollte dazu einmal barfuß und einmal mit dem Laufschuh. Für die Überlastungsdiagnose sind die beiden letzten entscheidend, da kaputte wie auch ungeeignete Laufschuhe die Knickfußkomponente (Pronation) erheblich verstärken können und dadurch die Überlastung einzelner Gelenke provozieren.

Für die dynamische Analyse benötigt man ein Laufband und eine Video-Kamera. Leider haben bisher nur wenig Ärzte solche Einrichtungen. Dagegen verfügen breits eine Reihe von Orthopädieschuhmachern und Sportgeschäfte mit besonders guter Laufschuhberatung über solche Diagnosemöglichkeiten. Da Sie selbst diese Pronationsverstärkung in der Zeitlupe auf dem Video-Film erkennen können, ist die *Verordnung* eines besser stützenden Laufschuhs auch kein Eingriff in die Kompetenz des Arztes sondern Ihre eigene Gesundheitsvorsorge.

7. Der richtige Laufschuh – unser wichtigstes Kleidungsstück

Warum ist der Schuh so wichtig? **Der Schuh ist die Verbindung zwischen Ihrem Fuß und dem Boden! Im Gegensatz zu allen anderen Kleidungsstücken übt er mechanische Belastungen auf den Körper aus, die leider sehr schnell zu Fehlbelastungen führen können.**

Dieser wichtigen Aufgabe wird leider – auch von vielen Orthopäden – bis heute immer noch zu wenig Beachtung geschenkt. Die meisten Gelenk- und Muskelschmerzen haben ihre Ursache im ungeeigneten oder ausgetretenen Schuh und ebenso im schiefgelaufenen Absatz. Solange Sie die Ursache nicht abstellen, ist auch die beste ärztliche Therapie des überlasteten Körperteils auf Dauer wenig erfolgreich. Doch welcher Arzt läßt sich von den Läufern grundsätzlich bei Gelenk- und Muskelbeschwerden die Laufschuhe zeigen? In so manchem Fall hieße die Diagnose nicht: "Arthrose", sondern: "Kauf Dir sofort neue Laufschuhe"!

Der einwandfreie Trainingsschuh ist also aus unserer heutigen Sicht die wichtigste Voraussetzung, damit das Lauftraining nicht nur für unser Herz-Kreislaufsystem gesund ist, sondern auch unsere Gelenke nicht überlastet werden. Die Auswahl des richtigen Trainingsschuhes ist um so wichtiger, je härter der Weg ist, auf dem Sie laufen oder um so ausgeprägter Ihre Fußfehlstellungen sind.

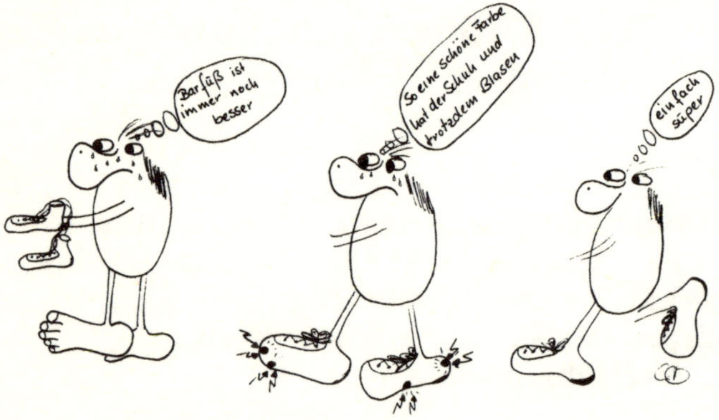
Barfüß ist immer noch besser
So eine schöne Farbe hat der Schuh und trotzdem Blasen
einfach süper

Den richtigen Laufschuh gibt es leider nicht. Die Auswahl eines wirklich geeigneten Laufschuhes für einen Laufanfänger, vor allem dann, wenn er noch einiges Übergewicht mitbringt, wird im Augenblick immer schwieriger. In den Sportgeschäften, den Sportabteilungen der Kaufhäuser und den Schuhläden tauchen täglich neue Modelle auf. Billigangebote und Imitationen bewährter deutscher Modelle werden zum Teil in großer Aufmachung als *Jog-*

ging-Schuhe angepriesen. Daneben stehen amerikanische, finnische und japanische Modelle in den Regalen. Von diesen über 200 verschiedenen *Jogging*-Schuhen erfüllen leider nur ein Teil die Anforderungen, die wir heute an einen guten Trainingsschuh zum Laufen stellen.

Diese Anforderungen sowie die Eigenschaften und ihre Auswirkungen auf unser Skelettsystem sind ausführlich mit einer nahezu kompletten Laufschuhübersicht in "Der Laufschuh-Ratgeber" (C.J.Diem/ Prof. Dr. H.Hess, Sportinform Verlag, München 1986) beschrieben. Hier sollen deshalb nur die wichtigsten Punkte (Abbildung 10) herausgestellt werden.

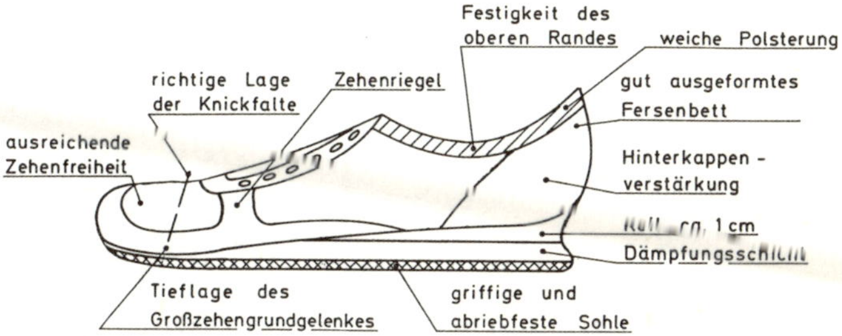

Abbildung 10:

Die wichtigsten Bereiche eines Laufschuhs.

Der Laufschuh muß:

- Einen **fußgerechten Leisten** haben, d.h. er muß Ihnen von Anfang an **einwandfrei passen**. Ihre Ferse muß **fest sitzen**, sie darf **nicht schlupfen**. Ihre Zehen brauchen **ausreichend Platz**, um sich bewegen zu können. Durch die bessere Durchblutung wird Ihr Fuß beim Laufen größer als beim Gehen. Beim Schuhkauf dürfen Sie jedoch nicht von Ihren Straßenschuhen auf die Sportschuhgröße schließen. Die effektiven Größen können von Hersteller zu Hersteller bis zu zwei Größen schwanken. Sie müßen den Laufschuh anprobieren und sollten vorne ca. 1,5 cm *Luft* für Ihre Zehenbewegung haben. Tragen Sie zum Anprobieren einen dicken Socken, der das Anschwillen des Fußes darstellt.

- Ihrem Fuß Halt geben. **Ein guter Schuh stützt und führt den Fuß! Ein schlechter Schuh *verführt* Ihren Fuß**, da er zuläßt, daß Ihr Fuß z.B. auf unebenem Untergrund nach links oder rechts *wegschwimmt* oder im Fersenbereich nach innen oder außen wegsackt. In allen Fällen kommt es zu erhöhter Gelenkbelastung oder sogar zur Überlastung. Der Halt des Schuhes muß um so besser sein, je ausgeprägter Ihre Fußfehlstellung ist.

  Auf diesem Gebiet wird daher am meisten *gesündigt*, weil viele Läufer ihre leider vorhandenen Fußfehlstellungen nicht kennen oder nicht wahrhaben wollen. Vorsicht deshalb bei Schuhen mit dicken Softsohlen, sie bieten zum einen häufig keinen ausreichenden Halt und zum anderen besteht die Gefahr, daß sich die Soft-Schicht bei ungleichmäßiger Belastung z.B. durch Knickfüße oft schon nach wenigen hundert Kilometern einseitig bleibend zusammentritt. Damit werden solche Schuhe zum ***Knickfußverstärker***, also äußerst gefährlich.

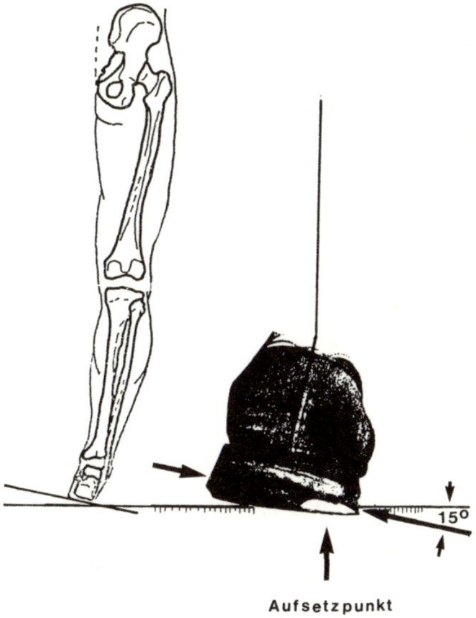

Abbildung 11:

Ein schiefgelaufener Absatz ist wie das Laufen auf einer schiefen Ebene.

○ Eine **ausreichende Dämpfungswirkung** erzeugen. Zur Dämpfung gilt folgende Faustregel: sie muß um so besser sein, je länger die Pause der sportlichen Aktivität war, je höher das Übergewicht des Läufers und je älter der Läufer ist. Die Forderung nach Dämpfung findet aber dort ihre

Grenzen, wo durch Gelände oder Lauftempo die Gefahr des *Schwimmens* besteht. Ebenso ist bei ausgeprägteren Fußfehlstellungen der Sitz, der Halt und die Stützfunktion im Schuh wichtiger als die Dämpfung.

- Eine **einwandfreie Abrollfunktion** besitzen. Die *Knickfalte* des Schuhes muß gut mit der der Zehengrundgelenke übereinstimmen. Das läßt sich einfach überprüfen: Nehmen Sie die Spitze und die Ferse zwischen die beiden flachgestellten Handflächen und drücken Sie den Schuh zusammen. Die *Knickfalte* muß exakt dort entstehen, wo Ihre Zehengrundgelenke beim Laufen auch abknicken. Tut dies der Schuh nicht, so entsteht eine Einwirkung des Schuhes auf Ihre Vorderfußgelenke, die zu sehr schmerzhaften Überlastungen führen kann. Vorsicht deshalb bei allen Schuhmodellen, deren Zwischensohlen im Vorderfußbereich gleich dick bleiben anstatt kontinuierlich dünner zu werden.

- **Abriebfeste und geländegerechte Sohlen** haben. In Deutschland laufen im Gegensatz zu den USA nur wenige Läufer ausschließlich auf Asphalt und Beton. Aber dennoch ist eine Vielzahl von Modellen allein schon von der Sohlenkonstruktion her auf diese Untergründe abgestimmt. So sind z.B. die feinen *Vibram*-Rillen ideale Steinchensammler und es knirscht fürchterlich, wenn man dann damit auf Asphalt kommt.

In ungünstig ausgebildeten Profilsohlen – z.B. Federbeinsohlen – haftet lehmiger Boden so, daß es einem fast den Schuh beim Laufen auszieht.

Der stärkste Abrieb erfolgt auf Asphalt- und Betonwegen, insbesondere wenn man ein *Schlurfer* ist, d.h. beim Aufsetzen bei jedem Schritt den Fuß noch etwas über den Boden schiebt und so die Sohle regelrecht wegradiert. Sehr wichtig ist, daß die Sohle hart genug ist, um das sehr unangenehme Durchdrücken von spitzen Steinen zu verhindern.

○ **Haltbar** sein und einen **vernünftigen Preis** haben. Mit der Haltbarkeit hapert es zur Zeit bei sehr vielen Modellen. Während noch vor wenigen Jahren ein Schuh 2 500 km getragen werden konnte, kann man heute nur noch mit 1 500 bis 2 000 km rechnen.

Die Preisspanne ist gewaltig. Sie reicht heute von 19,90 DM für das *Wühltischangebot* bis zu dem völlig überzogenen Preis von 479 DM, für den es m.E. trotz aller Versuche keine technische Begründung gibt. Bei den Preisen für Trainingsschuhe gilt in besonderem Maße, daß:

nicht alles, was teuer ist, auch für Ihre Füße gut sein muß!

Im Bereich von 70 bis 200 DM – einer nicht nur für den Anfänger schon großen Spanne – gibt es ein so umfangreiches Angebot geeigneter Trainingsschuhe, daß höhere Ausgaben nur in Ausnahmefällen gerechtfertigt sind.

Leder oder Kunststoff für das Obermaterial? Diese Frage läßt sich nicht eindeutig beantworten. Der überwiegende Teil der Laufschuhe wird heute aus Leder-Kunststoffkombinationen hergestellt, die sich sehr unterschiedlich bewähren. Wie gut, kann nur für jedes Modell im einzelnen beantwortet werden.

Eine herzliche Bitte an die Eltern des Läufernachwuchses. Für die Kinderfüße ist der beste Schuh gerade gut genug, auch wenn er das gleiche kostet wie der Schuh für den Erwachsenen. **Im Alter bis zu 15 Jahren werden die Kinderfüße gebildet oder verbildet!** Von Anfang an richtige und vor allem genügend große Schuhe tragen, heißt späteren Fußschäden vorbeugen. Eine große Untersuchung ergab gerade, daß die Hälfte aller Kinder zu kleine Schuhe trägt. Es ist sinnvoller, den Schuh etwas größer zu kaufen und verschleißen zu lassen, als ihn passend zu kaufen und ihn – weil er noch nicht verschlissen ist – auch dann noch zu tragen, wenn er schon zu klein ist. Der zu kleine Schuh ist häufig die Ursache für den späteren Spreizfuß.

7.1 Welcher Schuh ist für Sie der richtige?

Für die Beantwortung sind folgende Angaben notwendig:

- Sind Sie Anfänger oder schon trainiert bzw. wie hoch ist Ihr Trainingstempo?
- Ihr Körpergewicht?
- Ihr Trainingsumfang pro Woche?
- Haben Sie Fußfehlstellungen?

○ Benötigen Sie einen Schuh mit guter Pronationkompensation?

○ Wo laufen Sie – Straße, Feld-, Waldwege?

○ Bisherige Erfahrungen mit Laufschuhen?

Leider sind heute Beratungen, welche Schuhe für Sie zum Laufen geeignet sind, selbst in guten Fachgeschäften eine Ausnahme. Einige Hersteller bieten deshalb schon Übersichten an, in denen Sie Antworten auf die oben gestellten Fragen finden. Eine sehr ausführliche, vierstufige Beschreibung finden Sie für die ca. 150 gängigsten Modelle in dem oben schon erwähnten *Laufschuh-Ratgeber*. Eine Wiederholung an dieser Stelle ist wegen des zum Teil häufigen Modellwechsels nicht möglich.

An dieser Stelle muß ich noch einmal wiederholen, daß die teuren Trainingsschuhe zwar für den Hersteller und Handel, aber nicht unbedingt für Ihre Füße *gute Objekte* sein müssen!

Neben den Trainingsschuhen gibt es die Wettkampfmodelle, sie sind normalerweise leichter, weniger gedämpft und sollten wegen ihrer geringen Stützwirkung dem Wettkampf vorbehalten bleiben.

7.2 Einlagen

Reicht der Wechsel zum guten Laufschuh nicht aus, so kann bei einem leichten Spreizfuß das Einkleben einer Spreizfußpelotte helfen. Sie muß aber am richtigen Platz sitzen!

Wenn Sie stärkere Fußbettkorrekturen für Ihren Fuß benötigen, lassen Sie sich eine Sporteinlage anfertigen. Solche Einlagen müssen grundsätzlich Ganzeinlagen und auf Ihren Trainingsschuh abgestimmt sein (Halbeinlagen rutschen!). Als idealer Werkstoff hat sich neben Kork-Schaumstoffkombinationen vernetzter Hochdruckpolyäthylenschaum bewährt, der bisher aber nur von wenigen Spezialisten eingesetzt wird. Auf jeden Fall muß die Einlage fest genug sein, um zu stützen und elastisch genug, um die Abrollbewegung des Fußes nicht einzuschränken. Hier sind in den nächsten Jahren noch große Fortschritte im Erkenntnisstand zu erwarten.

8. Kann man durch Laufen abnehmen?

Diese, von Anfängern häufig gestellte Frage kann man **weder mit einem klaren JA noch mit einem glatten NEIN** beantworten. Sie hängt vom Umfang des wöchentlichen Lauftrainings ab. Schauen wir es uns deshalb schrittweise an.

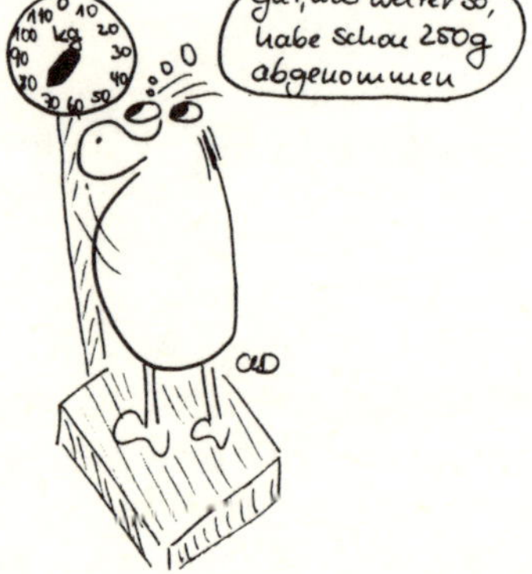

Laufen gehört zu den Sportarten mit dem höchsten Energieverbrauch. Wenn Sie einmal in der Woche eine Stunde im Sauerstoffgleichgewicht traben oder laufen und nicht wie die 20-Minuten-Renner nur Kohlenhydrate in Milchsäure umwandeln, dann haben Sie bei 70 kg Körpergewicht und mittlerem Lauftempo ca. 665 Kcal (2.750 Joule) verbraucht, also fast doppelt so viel wie beim Radfahren.

Energieverbrauch:

Körpergewicht	Schlafen	Gehen	Schwimmen	Radfahren	Skilanglaufen	Laufen	
55 kg	55	151	242	296	495	523	kcal
	230	633	1.013	1.239	2.072	2.188	Joule
70 kg	70	193	308	377	630	665	kcal
	293	806	1.290	1.577	2.638	2.746	Joule
80 kg	80	225	352	430	720	760	kcal
	335	921	1.474	1.802	3.014	3.182	Joule

Hinzu kommt, daß Sie normalerweise 3 bis 4 Stunden vor dem Laufen nichts mehr essen, weil es sich bekanntlich mit vollem Bauch schlecht läuft. Nach dem Laufen haben viele Läufer keinen Hunger. Sollten Sie jedoch zu denjenigen gehören, für die Laufen appetitanregend ist, dann versuchen Sie ihn mit Salat, Quark etc. zu befriedigen. Wenn Sie sich die restliche Zeit des Tages normal ernährt haben, dann haben Sie an diesem Tag durch Ihre aktive Tätigkeit die aufgenommenen Kohlenhydrate wieder verbraucht.

Zum Abnehmen reicht **ein** solcher Tag in der Woche nicht. Dennoch haben Sie den Vorteil, daß keine *Kalorien* übriggeblieben sind, die sich als Fettpölsterchen langsam aber sicher anlagern.

Laufen Sie dagegen zwei- oder dreimal pro Woche im Sauerstoffgleichgewicht und – auch das gehört dazu – stimmen Ihre Ernährung etwas darauf ab, dann können Sie langsam aber sicher auch überflüssige *Pfunde* zumindest teilweise loswerden.

Deutlich abnehmen kann man, wenn man die Trainingsdauer auf 1½ bis 2 Stunden verlängert. Dadurch werden die Kohlenhydrate- und Fettsäurespeicher stark geleert und die angesammelten Fettpölsterchen nach und nach abgebaut. – Solche langen Trainingseinheiten setzen aber einen guten Trainingszustand voraus. Für den Anfänger sind sie weder sinnvoll noch empfehlenswert, da er sie entweder gar nicht durchsteht oder die Gefahr der Überbelastung besteht.

8.1 Ernährung und Laufen

Hier scheiden sich die Geister! Da haben wir auf der einen Seite Läufer, die nur deshalb laufen, damit sie viel und gut essen können und dies durch körperliche Aktivität wieder loswerden wollen. Auf der anderen Seite sind die Körnerfanatiker, für die alles, was nicht selbst geschrotet ist, eine Todsünde darstellt.

Es gibt unzählige Theorien, viele Bücher und Reformhäuser, in denen man viel Geld loswerden kann. Vielfach wird die Ernährung zu einer *Glaubensfrage* hochstilisiert.

Für denjenigen, der sich nicht bereits einer speziellen Ernährungsrichtung verschrieben hat, ist m.E. auch weiterhin die normale Mischkost das Richtige, wobei er bei der Zusammenstellung auf folgende Punkte achten sollte:

- Der Kohlenhydrateanteil soll möglichst möglichst 60% erreichen.

- Der Fettanteil soll auf weniger als 30 %, möglichst auf 25 % reduziert werden (er liegt meistens viel zu hoch).

- Lieber häufig wenig essen, als wenige Male viel. Der Magen gewöhnt sich an kleine Portionen.

- Bei langsamem Kauen stellt sich das Sättigungsgefühl frühzeitiger ein, als bei schnellem Essen.

- Die hungrigen Augen, die einen oft zu mehr als nötig verführen, kann man leider nur mit Vernunft sättigen. Auch hier hilft langsames Essen.

- Die Tageszeit spielt ebenfalls eine Rolle: morgens und mittags gehaltvoll, abends kalorienarm. Alles, was abends nicht mehr verbraucht wird, hebt der Körper für schlechte Zeiten auf - und so entstehen die Fettpölsterchen, eins nach dem anderen.

- Viel Obst und Salate als Vitamine und balaststoffreiche bzw. kalorienarme Nahrung.

8.2 Voller Bauch und Laufen?

Die meisten wissen, daß man mit vollem Bauch schlecht oder gar nicht laufen kann. Die Erklärung dafür ist recht einfach. Zum Abbau der Nahrung im Magen und Darm sowie zum Abtransport der dort gewonnenen Nährstoffe wird sehr viel Blut benötigt. Der Körper kann dazu seine Blutströme steuern. Das Blut, das im Verdauungsbereich benötigt wird, steht nicht zur Sauerstoffversorgung der arbeitenden Muskulatur zur Verfügung. Deshalb muß man erst verdaut haben, damit man dann gut laufen kann.

8.3 Trinken und Laufen

Der Flüssigkeitshaushalt spielt für den Läufer eine ganz wichtige Rolle und kann an heißen Tagen von existentieller Bedeutung werden. Bei der Energieumsetzung entsteht im Muskel Wärme, die man an kalten Tagen als angenehm empfindet. An warmen Tagen dagegen fehlt die äußere Kühlung, dadurch steigt die Körpertemperatur an, und der Körper muß auf sein eigenes Kühlsystem umschalten. Wir kennen es alle. Der Körper schwitzt. Er scheidet Wasser aus, das auf der Haut verdunstet und dadurch dem Körper Wärme entzieht.

Diese Schweißabgabe (Wasserverlust), der 2 bis 3 Liter betragen kann, ist aber nicht unbegrenzt möglich. Mit dem Schweiß gehen dem Körper auch wertvolle Mineralsalze verloren, die möglichst schnell wieder aufgefüllt werden müssen, z.B. in Form vom Mineralwasser, Mineraldrinks, Fleischbruhe, Tee oder Bier (in Maßen).

An besonders heißen Tagen empfiehlt es sich sogar schon vorbeugend, vor dem Laufen 1/2 bis 1 Liter Flüssigkeit zu trinken. Was Ihnen am besten bekommt, Tee, Mineraldrink, kohlensäurefreies Mineralwasser etc. müssen Sie selbst erproben, da dies weniger eine Frage des Geschmacks, sondern vielmehr eine der Bekömmlichkeit ist.

8.4 Diät und Laufen?

Vorsicht!!! – In dieser Frage muß ich besonders die Damen ansprechen, da sie mit Diäten mehr experimentieren als die Männer. **Besondere Vorsicht ist bei NULL-Diät + Laufen geboten**, von der sich manche Läuferin einen optimalen Abnehmeffekt verspricht. Aber das funktioniert nur selten, denn woher soll die Energie zum Laufen kommen, wenn die Energiespeicher durch die NULL-Diät leer sind. Ein Auto mit leerem Benzintank kann auch nicht fahren. Ich habe es beim Lauftreff schon mehrfach erlebt, daß bei NULL-Diät-Läuferinnen nach einer halben Stunde nichts mehr ging und ihnen sogar schwarz vor den Augen wurde. Sie waren einfach leergebrannt. Dies gilt wiederum in besonderem Maß für die Anfängerin, da sie nur über sehr geringe Fettsäuredepots verfügt.

Vorsicht ist auch bei allen anderen Diäten geboten, bei denen dem Körper einseitig bestimmte Nährstoffe vorenthalten oder sogar entzogen werden. Dazu gehören auch die Entwässerungs- oder Entschlackungstees u.ä. Durch sie werden dem Körper oft wichtige Mineralstoffe, z.B. Kalium, Calzium,

Magnesium etc. entzogen, über deren Bedeutung wir heute noch sehr wenig wissen, deren ausgewogenes Verhältnis aber für eine einwandfreie Muskelfunktion Voraussetzung ist.

9. Gymnastik und andere Sportarten

Das Laufen trainiert Ihr Herz-Kreislaufsystem, Ihre Beinmuskulatur und bei guter Haltung auch etwas die Rückenmuskeln. Um beweglich zu bleiben, brauchen Sie als Ergänzung die Gymnastik! Gut wäre es, wenn Sie beides kombinieren. Doch ich kenne nur wenige Läufer, die das tun. Meistens machen auch sie nur einzelne Dehn- und Lockerungsübungen.

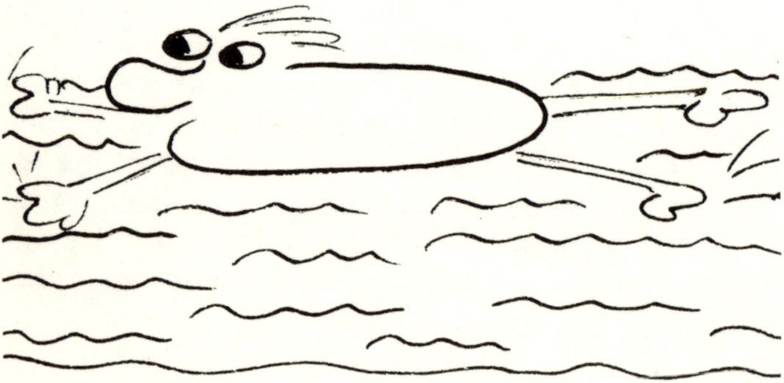

Eine umfassende Gymnastik, die alle Körperteile anspricht, ist aber unerläßlich – entweder einmal wöchentlich eine Stunde oder noch besser jeden Morgen 10 Minuten zu Hause!

Schwimmen und Radfahren stellen nicht nur gute Ergänzungen zum Laufen dar, oft, z.B. bei Verletzungen, können sie sogar zur Alternative werden, denn der Herz-Kreislauf wird ebenfalls trainiert. Die Gelenke werden dagegen geschont, da das Körpergewicht sie nicht belastet.

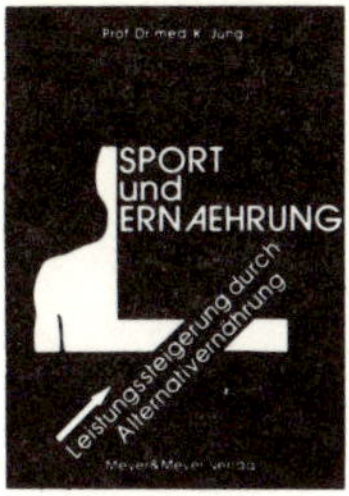

Prof. Dr. med. Klaus Jung

Sport und Ernährung

Leistungssteigerung durch Alternativernährung

Prof. Jung, Leiter der Abteilung Sportmedizin an der Uni Mainz, stellt in gut verständlicher Weise dar, wie durch eine gesunde Ernährung eine Leistungssteigerung, nicht nur im Sport, erreicht werden kann.

Außerdem bietet das Buch eine sinnvolle und aussichtsreiche Alternative zu den problematischen Abmagerungskuren.

ISBN 3-89124-004-X 2. Auflage 17,80 DM

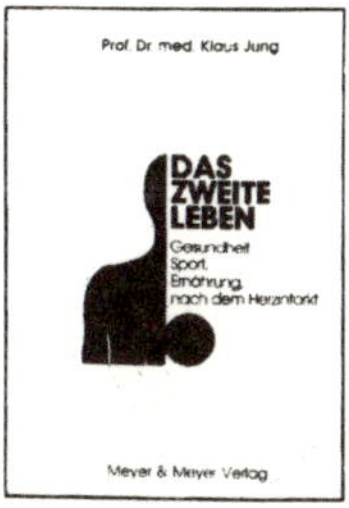

Prof. Dr. med. Klaus Jung

»Das zweite Leben«

Sport nach dem Herzinfarkt

Noch einmal von vorne anfangen, ein zweites Leben leben, das ist der sehnlichste Wunsch aller vom Herzinfarkt betroffenen Menschen.

Sport ist hierzu die beste Methode. Prof. Jung, Leiter der Abteilung Sportmedizin an der Uni Mainz, ist einer der führenden Mediziner in diesem Bereich und bildet bundesweit Übungsleiter und Ärzte für die Koronar-Sportgruppen aus.

ISBN 3-89124-015-5 17,80 DM

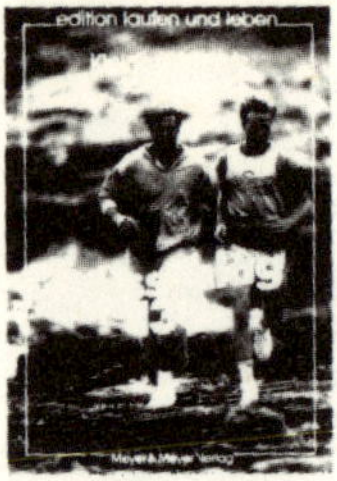

Prof. Wilhelm Kleine, Dr. Karl Lennartz

edition laufen und leben

Pulsschlag 130

Laufen in Schule, Verein und Freizeit

Wer früh genug mit dem Training, dem Langlauf beginnt, beugt einer Vielzahl von Krankheiten vor. Es ist also wichtig, bereits Kinder und Jugendliche für das Ausdauertraining zu motivieren.

Prof. Kleine von der Uni Konstanz und Dr. Lennartz von der Sporthochschule Köln sind die richtigen Autoren, um Eltern, Erziehern und Trainern, aber auch den autodidaktischen Freizeitsportlern zu zeigen, wie jeder Mensch durch den Pulsschlag 130 ein besseres Leben gewinnen kann.

ISBN 3-89124-023-6 19,80 DM

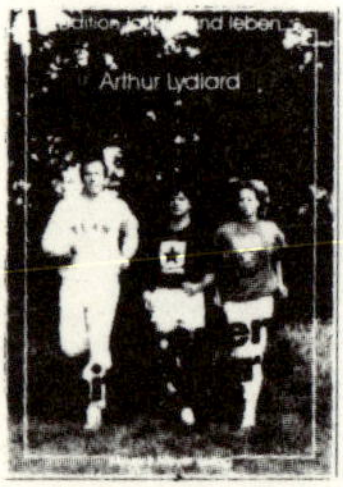

Arthur Lydiard

Laufen mit Lydiard

Der Neuseeländer Arthur Lydiard ist der erfolgreichste Mittel- und Langstreckentrainer der Welt. In den letzten 25 Jahren trainierte er Läufer aus vielen Ländern. Die Erfolge seiner Schützlinge Peter Snell (3 x Gold) und Lasse Viren (4 x Gold), um nur die erfolgreichsten zu nennen, sprechen eine eindeutige Sprache.

Das Buch ist die Übersetzung des Bestsellers »Running with Lydiard« und enthält ausführliche Trainingspläne und allgemeine Tips für jeden, der Laufsport betreibt.

ISBN 3-89124-021-X 24,80 DM

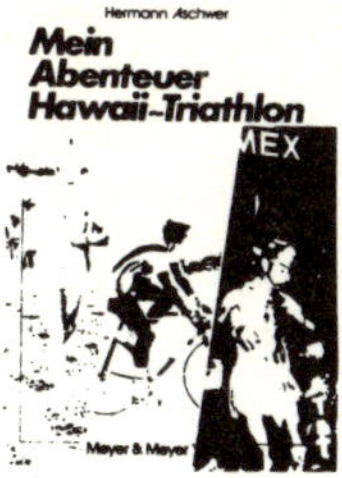

Hermann Aschwer

Mein Abenteuer – Hawaii-Triathlon

Triathlon – dieser Dreikampf aus den Wettbewerben Schwimmen, Radfahren und Laufen – erfreut sich in der ganzen Welt, auch in Deutschland immer größerer Beliebtheit, wie man an den Teilnehmerzahlen bei Triathlonwettkämpfen ablesen kann.

Die Krönung für jeden Triathleten aber ist der Hawaii-Triathlon, der Geburtsort dieses sportlichen Kampfes gegen sich selbst.

In diesem Buch beschreibt Hermann Aschwer sein Erlebnis, die Teilnahme am Hawaii-Triathlon und läßt so den Leser an seinem Hobby teilnehmen.

Zudem erfährt man sehr viel Interessantes und Wissenswertes über diese Sportart, und, was jeden interessieren wird, der diesen Sport nur bei Fernsehübertragungen mitleidig belächelt, was einen Menschen bewegt, diesen Sport mit Begeisterung auszuüben.

ISBN 3-89124-044-9 19,80 DM

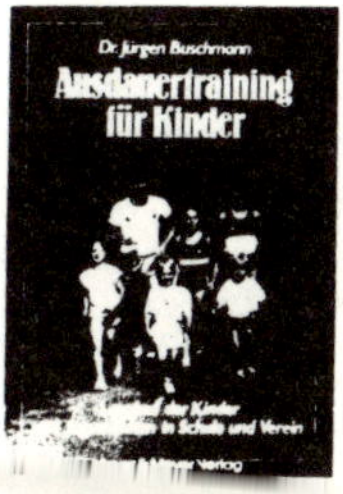

Dr. Jürgen Buschmann

Ausdauertraining für Kinder

Ein Buch, das den Bedürfnissen der über 5 Millionen Langläufer in Deutschland entgegenkommt.

Fragen wie
— Wie lange können Kinder bedenkenlos laufen,
— welche spielerischen Formen können den Spaß am Laufen erhöhen
werden beantwortet.
— Medizinische Ratschläge werden erteilt, und vieles andere mehr.

Dr. Jürgen Buschmann, Mitarbeiter an der Deutschen Sporthochschule in Köln, hat sich durch andere Veröffentlichungen bereits einen Namen gemacht. Er trainiert selbst Kindergruppen.

ISBN 3-89124-049-X 19,80 DM

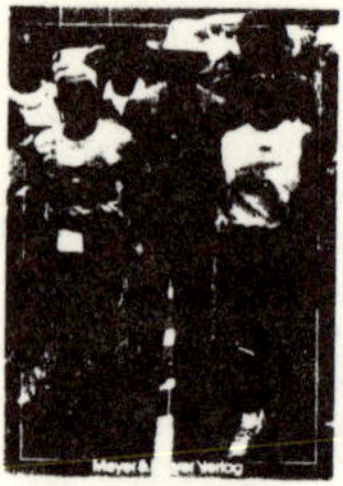

Jeff Galloway

Richtig Laufen mit Galloway

Der bekannte Langläufer Jeff Galloway weist in diesem Buch darauf hin, daß es nicht unbedingt von dem Umfang des Trainings abhängt, ob man schneller oder längere Strecken laufen kann. Auf das richtige Training, das richtige Laufen kommt es an.

Ergänzt wird dieser Inhalt durch Informationen, die sich mit speziellen Problemen der Langläufer beschäftigen. So widmet er einen wichtigen Teil seines Buches den physiologischen und psychologischen Problemen des Langlaufes. Einen gesonderten Teil reserviert er dem Langlauf von Frauen und seinen Besonderheiten, wie zum Beispiel dem Laufen bei der Menstruation oder nach der Schwangerschaft.

Ergänzt wird der Inhalt durch Tips und Hinweise zur Ausrüstung.

ISBN 3-89124-040-6 24,80 DM

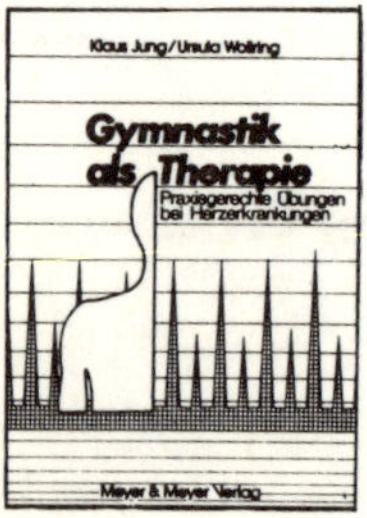

Prof. Dr. med Jung

Gymnastik als Therapie

Praxisgerechte Übungen bei Herzerkrankungen

Nachdem Prof. Jung in seinem Buch »Das zweite Leben« die Notwendigkeit und die Grundlagen der körperlichen Betätigung nach einem Herzinfarkt aufgearbeitet und damit vielen Menschen wieder Mut zum Leben gegeben hat, gibt er in dem vorliegenden Buch »Gymnastik als Therapie« praktische Anleitungen, wie man nach einem Herzinfarkt oder bei Koronarerkrankungen allgemein seine körperliche, und damit auch psychische Leistungsfähigkeit aufrechterhalten oder wieder aufbauen kann.

Prof. Jung, Leiter der Abteilung Sportmedizin des Fachbereiches Sport an der Universität Mainz, ist der führende Mediziner in diesem Bereich und bildet bundesweit Übungsleiter und Ärzte für die Koronar-Sportgruppen aus.

ISBN 3-89124-041-4 24,80 DM

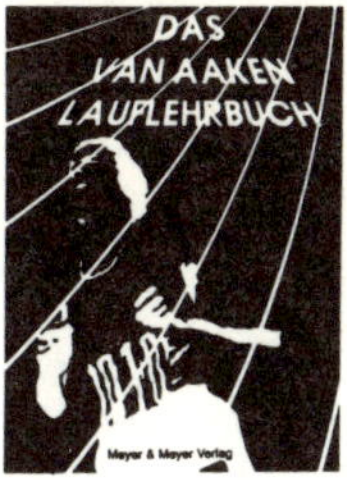

Dr. med. Ernst van Aaken

Das van Aaken Lauflehrbuch

Das Lebenswerk des in der ganzen Welt geschätzten Langlauftrainers und Arztes ist ein »Vermächtnis« für die Ausdauersportler in aller Welt!

- Trainingspläne, Trainingsmethoden
- Laufen und Gesundheit

Eine Trainingshilfe und ein unverzichtbares Nachschlagewerk für alle, die gesund bleiben oder werden wollen.

ISBN 3-89124-005-8 38,00 DM

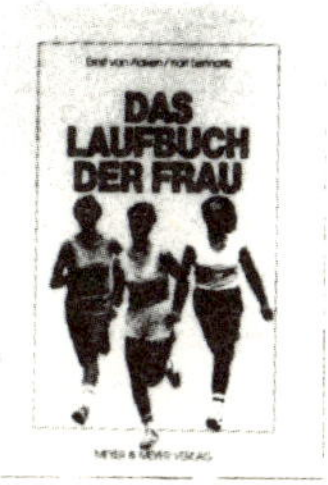

Dr. med. Ernst van Aaken
Dr. Karl Lennartz

Das Laufbuch der Frau

Langlauf für Frauen – über Jahrzehnte ein viel diskutiertes Thema.

Frauen, so sagen van Aaken und Lennartz, sind für die Langstrecke prädestiniert; aber es hat lange gedauert, bis sich diese Meinung etabliert hat.

Die Geschichte des Frauen-Langlaufs von Dr. med. van Aaken und Lauf-Empfehlungen für Frauen von Dr. Karl Lennartz in einem Buch.

ISBN 3-89124-011-2 34,00 DM

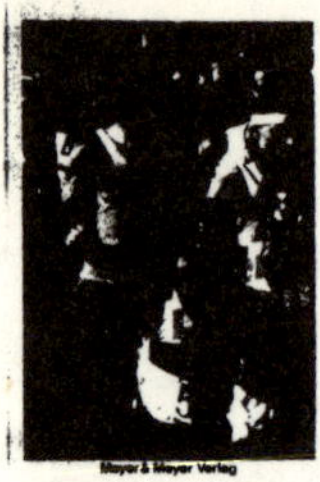

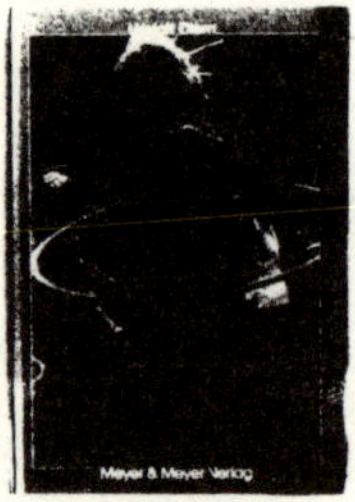
Meyer & Meyer Verlag

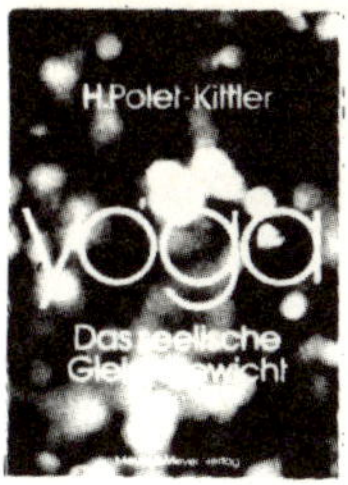

Helga Polet-Kittler

YOGA — das seelische Gleichgewicht

Helga Polet-Kittler ist es gelungen, in kurzer, klarer Form eine Sammlung von YOGA-Übungen zusammenzustellen, die bei kleinstem Aufwand als ein wirksames, sofort ansprechendes Mittel zur Erlangung des seelischen Gleichgewichtes dienen.

Frau Polet-Kittler ist eine sehr bekannte YOGA-Autorin, deren Bücher bereits ins Französische und Niederländische übersetzt wurden.

ISBN 3-89124-029-5 17,80 DM

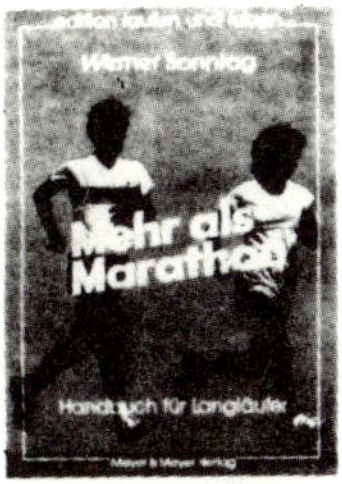

Werner Sonntag

edition laufen und leben

Mehr als Marathon

Das Handbuch für Ultralangläufer
Band 1

Dieses praxisnahe Buch von Werner Sonntag, Chefredakteur der Zeitschrift »Condition«, ist das Handbuch für den Ultralanglauf. Es dient zur Standortbestimmung, als Argumentationshilfe und zum Nachschlagen zahlreicher, noch niemals in dieser Form begründeter Informationen.

Ein Buch, das informiert und motiviert.

ISBN 3-89124-022-8 24,80 DM

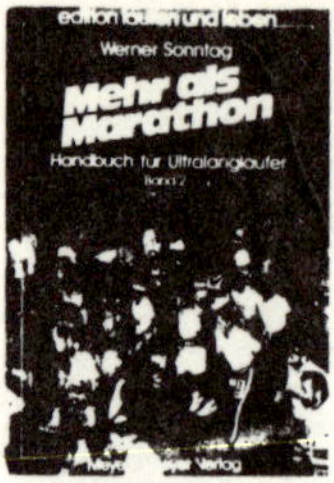

Werner Sonntag

edition laufen und leben

Mehr als Marathon

Das Handbuch für Ultralangläufer

Band 2

Jeder Nichtläufer, aber auch jeder Freizeitjogger bewundert die Athleten, die einen Marathonlauf bewältigen, betrachtet sogar ehrfürchtig die Menschen, die ultralange Strecken, eben »Mehr als Marathon« zurücklegen. Es muß eine Faszination sein, 100 km und mehr, sogar 220 km laufenderweise zurückzulegen. Ansonsten kann man sich die großen Startfelder bei den Klassikern dieser Strecken wie zum Beispiel Biel oder Unna nicht erklären.

In seinen beiden Bänden »Mehr als Marathon«, der erste Band, der seit Herbst '85 auf dem Markt ist, hat sich schon eine breite Leserschaft erobert, zeigt Werner Sonntag etwas von der Faszination auf, die diesen Sport begleitet.

Nach den grundlegenden Informationen im ersten Band liefert er in diesem Buch u. a. Hinweise zu den Veranstaltungen des Ultralanglaufes und portraitiert einige Koryphäen dieser Strecken.

ISBN 3-89124-039-2 24,80 DM

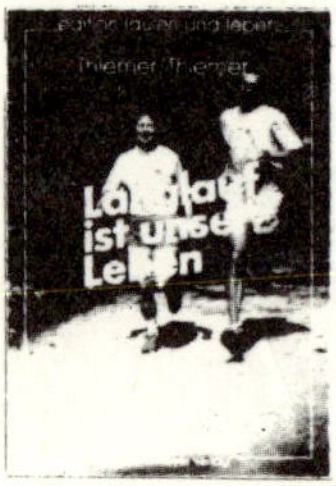

Maria Thiemer/Friedrich Thiemer

edition laufen und leben

Langlauf ist unser Leben

Zweimal die Erde umrundet

Es sind schon einige Kilometer, zusammen weit über 100.000, die das Ehepaar Thiemer laufenderweise zurückgelegt hat.

In diesem Buch erzählen sie in humorvoller Weise von den kleinen und großen Abenteuern, die ihnen auf den Straßen der Welt begegnet sind.

In diesen Erzählungen vermitteln sie zudem, quasi im »Vorbeilaufen«, wichtige Tips und Hinweise, die jedem Läufer, aber auch jedem NOCH-NICHT-LÄUFER, helfen werden, die Erfahrung zu machen, daß Laufen Spaß macht.

ISBN 3-89124-024-4 17,80 DM